高等卫生职业教育创新教材

药理学实验与学习指导

（供临床医学、护理、口腔医学及医学影像技术等专业使用）

主　审　陈俊荣

主　编　王　梅

副主编　赵　超　王　雪

编　委　（以姓氏笔画为序）

王　梅（沧州医学高等专科学校）
王　雪（沧州医学高等专科学校）
王　睿（沧州市中心医院）
回景芳（沧州医学高等专科学校）
李　超（沧州医学高等专科学校）
李新燕（沧州医学高等专科学校）
刘翠翠（沧州医学高等专科学校）
陈俊荣（沧州医学高等专科学校）
季小莉（沧州医学高等专科学校）
金　朗（沧州市人民医院）
赵　超（沧州医学高等专科学校）

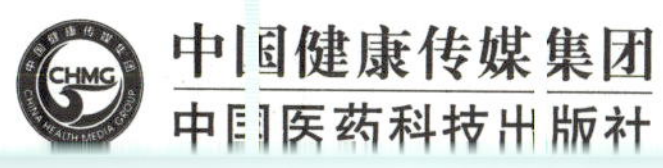

内容提要

本教材是“高等卫生职业教育创新教材”之一。教材内容包括实验指导和学习指导两部分。实验指导部分精选了经典、适用、实用且效果明显的实验内容及处方分析、药品说明书解读等实训内容；学习指导部分共三十九章，每章均包括学习目标、知识要点、复习思考题和参考答案，知识要点部分用思维导图的形式概括相应章节要点内容。本教材为书网融合教材，即纸质教材有机融合电子教材、教学配套资源（PPT、微课、视频、图片等）、题库系统、数字化教学服务（在线教学、在线作业、在线考试），使教学资源更加多样化、立体化。

本教材适用于全国高职高专院校临床医学、药学、口腔医学、护理、助产等专业师生教学使用，也可作为相关从业人员的参考用书。

图书在版编目（CIP）数据

药理学实验与学习指导/王梅主编. —北京：中国医药科技出版社，2019. 12

高等卫生职业教育创新教材

ISBN 978－7－5214－1360－1

Ⅰ. ①药… Ⅱ. ①王… Ⅲ. ①药理学－实验－高等职业教育－教学参考资料 Ⅳ. ①R965. 2

中国版本图书馆 CIP 数据核字（2020）第 000704 号

美术编辑 陈君杞

版式设计 友全图文

出版 **中国健康传媒集团** | 中国医药科技出版社

地址 北京市海淀区文慧园北路甲 22 号

邮编 100082

电话 发行：010－62227427 邮购：010－62236938

网址 www. cmstp. com

规格 889×1194 mm $^{1}/_{16}$

印张 10 $^{3}/_{4}$

字数 237 千字

版次 2019 年 12 月第 1 版

印次 2024 年 2 月第 6 次印刷

印刷 大厂回族自治县彩虹印刷有限公司

经销 全国各地新华书店

书号 ISBN 978－7－5214－1360－1

定价 38. 00 元

获取新书信息、投稿、为图书纠错，请扫码联系我们。

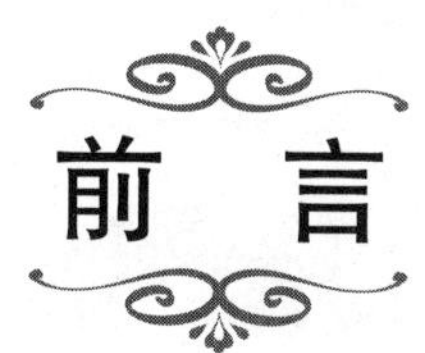

前 言

本教材是在沧州医学高等专科学校的精心组织和大力支持下，为体现高等职业教育的培养目标和特点，更好地适应高职高专药理学理论教学和实验教学的需要，由具有丰富教学经验的一线教师联合医院岗位一线的行业专家共同编写而成。本教材针对高职高专医学院校临床医学、药学、口腔医学、护理、助产等专业学生学习药理学的需要，以高职高专《药理学》教材为主要编写依据，紧密结合药理学教学大纲和课程标准，突出实用性强的特色，并采用“书网融合教材”的编写方式，以纸质教材为载体配套相关数字资源，增强教材的适用性，满足教学和学生学习需要，是药理学教学中较好的参考教材，对学生学习药理学和应试具有较高的实用价值。

本教材包括实验指导和学习指导两部分。实验指导部分精选了经典、适用、实用且效果明显的实验内容及处方分析、药品说明书解读等实训内容，数字资源中配有相关的实验操作视频、PPT、微课等内容，重点培养学生独立思考、分析和解决问题的能力，以符合高职高专的教学要求。学习指导部分共三十九章，每章均包括学习目标、知识要点、复习思考题和参考答案，知识要点部分用思维导图的形式概括相应章节要点内容，习题有名词解释、填空题、是非题、选择题、简答题等题型，数字资源包括案例分析和拓展练习，供教学和学习时参考使用。

作者在编写本教材过程中参考了相关药理学教材和辅导资料，得到了编者所在院校领导、专家和教师的大力支持，在此一并致以诚挚的感谢！由于编写时间仓促，编者水平有限，书中难免有疏漏之处，恳请广大读者和专家批评指正。

编　者

2019 年 7 月

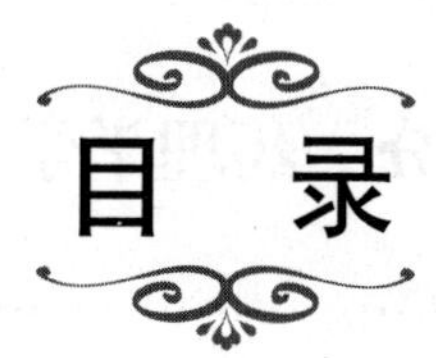

目录

第一部分 药理学实验指导

第二部分 药理学学习指导

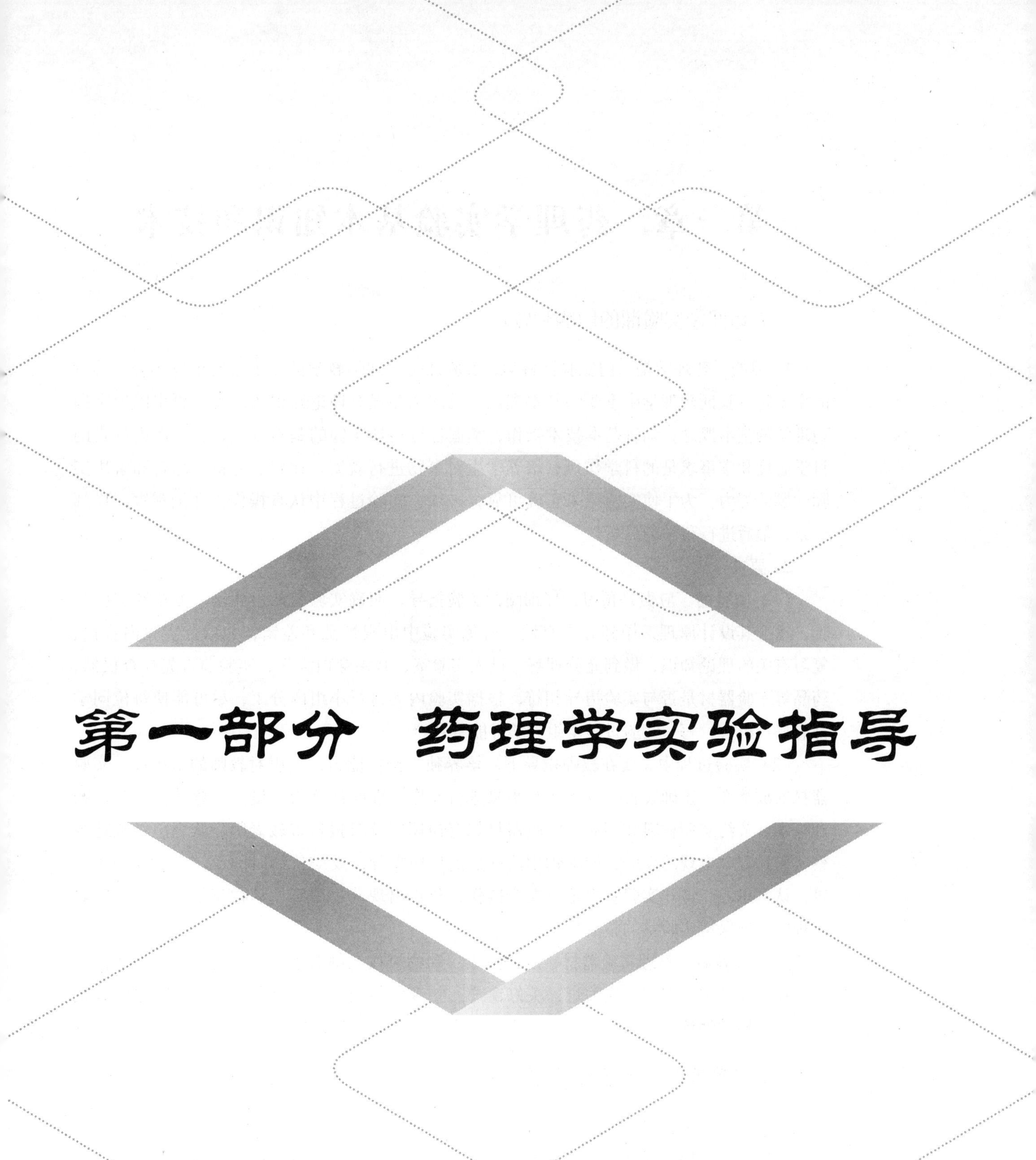

第一部分　药理学实验指导

第一章　药理学实验基本知识和技术

一、药理学实验课的目的和要求

1. 目的　药理学是一门实验性科学，实验课是药理学教学的一个重要组成部分，其目的主要是：验证药理学中重要的基本理论，巩固和加强对理论知识的理解，更牢固地掌握药理学的基本概念；训练基本技术操作，掌握进行药理实验的基本方法，培养严肃认真的科学态度和实事求是的科学作风；培养学生对事物进行观察、比较、分析、综合和解决实际问题的能力。为了使实验结果正确可靠，必须在实验过程中认真操作，仔细观察，详细记录，最后进行科学的分析。

2. 要求

（1）实验前　应做好预习，仔细阅读实验指导，明确实验目的、要求、方法和实验步骤，领会其设计原理，做到心中有数，避免实验中出现忙乱和差错，并结合实验内容预、复习有关的理论知识，做到充分理解。进入实验室，必须穿白大衣，实验前首先检查仪器、药品等实验器材是否与实验指导相符，根据实验内容进行小组内分工，尽可能使每位同学都有操作机会，每一实验过程全组同学都能看到。

（2）实验过程中　要在教师指导下，培养独立操作能力，克服对教师的依赖性。实验器材安放整齐，正确装置，按照实验步骤进行操作，准确计算给药量。注意爱护实验动物和标本，节约实验材料和药品，实验器材如有损坏应及时报告带教老师。认真、细致地观察实验过程中出现的反应，如动物用药前后的反应差异、反应持续时间及转归，并如实记录，认真思考。遵守实验室规定，安全操作，防止出现药物中毒、动物咬伤等事故。实验过程中必须保持实验室的整洁与安静。

（3）实验后　整理实验器材，洗净擦干；动物应按老师要求送往指定处，做好清洁卫生工作，离开实验室前，应关灯，关好窗户。整理实验结果，经过分析思考，写出实验报告，交指导教师评阅。

二、整理实验结果和书写实验报告

整理实验结果和书写实验报告是完成实验后的总结工作。通过总结，可将实验过程中获得的感性认识提高到理性认识，可以明确已经取得的成绩、尚未解决的问题以及工作中的优缺点，而实验报告既可以向旁人介绍经验也可供自己日后作进一步研究时参考。

1. 整理实验结果　实验结束后应对原始记录进行分析和整理。药理实验资料可分为量反应资料（如血压、心率、体温、平滑肌收缩幅度等）和质反应资料（如动物死亡与存活数、阳性反应或阴性反应数等）以及各种记录曲线、心电图、照片等。实验中要实事求是地对观察到的数据加以记录，实验完毕后将实验资料加以整理，尽可能将有关数据组成表格或统计图，使主要结果更加鲜明、突出而便于比较；可做统计学处理以保证结论具有较

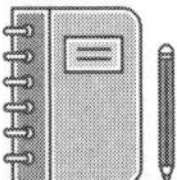

大的可靠性（必要时，综合全实验室的资料）。

2. 书写实验报告　书写实验报告有助于提高综合分析及逻辑思维能力，也可为撰写研究论文打下基础。实验报告要求文字简练、书写工整、结构完整、项目齐全、措辞注意科学性和逻辑性，主要包括实验题目、目的、方法、结果、讨论、结论六部分。在实验方法中宜用简练的文字写明大体操作步骤。实验结果是实验报告中最重要的部分，应将实验过程中所观察到的现象如实正确的记述，如为图形资料，应做好标记及剪贴。讨论部分应针对实验中的现象和结果，联系理论知识进行分析和讨论，而不能离开实验结果空谈理论；如出现非预期的实验结果，应考虑和分析其可能原因。实验结论是从实验结果归纳而得概括性的判断，也就是这一实验所能说明的问题、验证的概念、原则或理论的简要总结。结论一般不再写到具体结果，应文字简练、明确、严谨，不可超出本实验结果所说明的问题。

三、实验动物的选择

常用的实验动物有家兔、狗、猫、小鼠、大鼠、豚鼠、鸽子、蟾蜍、青蛙等，个别实验需要选用猴或猪。要获得理想的实验结果，必须选用健康状况良好的动物，所选动物必需健康、未孕、年龄体重适宜。实验动物主要根据实验目的要求、动物的生理特点及其对某种药物的敏感性、动物来源、饲养管理条件等进行选择。常用实验动物的特点及选用如下。

1. 小鼠　来源广、便于饲养、繁殖力强、价格低廉，是医学实验室最常用的一种动物，尤其适用于需要大量动物的实验，如药物筛选、半数致死量、药物的效价比较等。小鼠对多种疾病有易感性，可以复制多种疾病模型，如血吸虫病、疟疾、流感、慢性支气管炎、脑炎等。用人工接种或化学致癌法可以复制各种癌、肉瘤、白血病等。小鼠性情温顺，嗅觉灵，视觉差，对外界环境敏感，适应性差，不耐饥和渴。实验操作粗暴会带来应激和异常反应，因此，做实验时动作要轻，要耐心细致，否则影响实验效果。

2. 大鼠　饲养较方便，繁殖力强，性情不如小白鼠温顺，易受惊。当其受惊时，表现凶恶，易咬人，雄鼠间好斗，如饲养管理不妥，常会互相咬伤。大鼠可用于多种实验和复制多种动物模型如高血压模型。可用于亚急性实验、慢性实验，抗炎、降脂、利胆、子宫实验及心血管系统实验。

3. 家兔　家兔性温顺，易饲养，繁殖率高，容易找到条件类似的对照组兔，而且价格低廉，可复制多种病理生理模型。可用于离体器官实验、在体器官实验、避孕药、利尿药、血管收缩药及抗凝血药实验等。由于兔的体温较稳定，对影响体温调节的物质反应较敏感。因此是药品质控中热原检查的指定动物。成年家兔可诱发排卵，可用来观察药物对排卵的影响。家兔对许多病毒和致病菌非常敏感，通过家兔的预先感染，可进行许多抗传染病药物的研究。

4. 豚鼠　又名天竺鼠、荷兰猪、海猪，可分为短毛、长毛和刚毛三种。豚鼠也是实验中的常用动物之一，一般动物实验多用非纯种短毛豚鼠（三色、两色或单色）。豚鼠性情温顺，胆小，繁殖快，饲养管理要求低，对若干病原微生物如结核杆菌、白喉杆菌等较易感染，而且反应较一致，对抗菌药特别敏感，可用于复制哮喘、组胺过敏、结核、白喉、螺旋体、百日咳、鼠疫等疾病模型。在过敏性疾病、免疫及血管反应等研究中应用也较多。

5. 青蛙和蟾蜍 青蛙和蟾蜍是实验室常用的动物，特别在生理、药理实验中更为常用。蟾蜍和青蛙的离体心脏可有节奏地搏动很久，常用于研究心脏的生理功能、观察药物对心脏的作用等。蟾蜍和青蛙的腓长肌和坐骨神经标本可以用来观察药物对周围神经、横纹肌或神经－肌肉接头的作用，也可用于观察药物对动作电位的影响。

6. 狗 狗的体形大，对手术的耐受性较强，常用于其他许多小动物不易进行的手术中，如胃瘘、肠瘘、膀胱瘘、胆囊瘘等。经过训练的狗，可与人合作，很适用于慢性实验，特别适用于需要训练的清醒实验，如条件反射实验。在急性实验中主要用于心血管系统的药理实验，系统观察药物对血压、呼吸、心肌耗氧量等的影响。

扫码“看一看”

四、常用实验动物的捉拿与给药方法

（一）小鼠

1. 捉拿与固定 用右手捏住鼠尾，将其提起置于鼠笼或粗糙平面上，向后轻拉鼠尾，用左手的拇指和示指抓住小鼠两耳及颈背部皮肤，将小鼠置于左手掌心，以无名指及小指夹住鼠尾即可。

2. 给药法

（1）灌胃 将小鼠固定后，使其口部朝上，颈部拉直，右手持灌胃器（一般由 1 ml 注射器连接灌胃针构成），先从口角处插入口腔，再沿上腭轻轻插入食管，若动物安静、呼吸无异常，即可注入药液。若动物强烈挣扎不安，可能针头未进入胃内，必须拔出重插，以免误注入气管造成窒息死亡。一次给药量一般为 0.1～0.3 ml/10 g。

（2）腹腔注射 将小鼠固定后，右手持注射器自下腹部一侧刺入皮下后，再刺入腹腔，缓慢注入药液。注意不宜刺入过深以免刺伤内脏。一次给药量一般为 0.1～0.3 ml/10 g。

（3）皮下注射 可两人合作，一人左手抓住小鼠头部，右手拉住鼠尾固定小鼠，另一人用左手提起皮肤，右手持注射器刺入皮下注入药物。一次给药量一般为 0.1～0.2 ml/10 g。

（4）肌内注射 最好两人合作，一人固定小鼠，另一人将针头迅速垂直刺入后肢外侧肌肉，回抽无回血即可注药。一侧一次给药量一般为 0.02～0.05 ml/10 g。

（5）静脉注射 一般采用尾静脉注射，鼠尾静脉有三根，两侧及背部各一根，左右两侧尾静脉较易固定，应优先选择。注射时先将小鼠置于固定筒或倒置的大漏斗内，使鼠尾露出，在 50℃热水中浸泡或用 75% 乙醇涂擦尾部，使血管扩张，以左手拉住鼠尾，右手持注射器（选用 4 号针头），从鼠尾末梢开始进针，注入药液，如有阻力和局部发白，应重新穿刺。一次给药量一般为 0.1～0.2 ml/10 g。

（二）大鼠

扫码“看一看”

1. 捉拿与固定 基本同小鼠，右手捏住鼠尾轻向后拉，左手戴上防护手套握住其两耳和头颈部皮肤，将大鼠固定于左手中。捉拿时要注意防止被大鼠咬伤，也不要握力过大，以免大鼠窒息。

2. 给药法 方法与小鼠基本相似，一般灌胃 1～2 ml/100 g，皮下注射 0.2～2 ml/100 g，静脉注射 0.5～1 ml/100 g。

（三）家兔

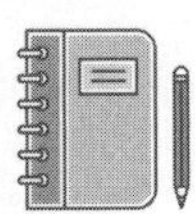

1. 捉拿与固定 一只手抓住家兔颈背部皮肤，将其提起，若家兔肥大则再以另一只手托住其臀部，切忌强提兔耳或挟其腰背部。家兔固定可以应用兔固定器（兔盒）或兔手术

台（兔台），兔固定器固定适用于取血或耳缘静脉注射，兔手术台固定适用于观察血压、呼吸和进行手术操作。

2. 给药法

（1）灌胃　需两人合作，一人坐好，固定家兔于两腿之间，左手握双耳，右手抓住两前肢。另一人将木制开口器横放于家兔口中，压住兔舌，再取 8 号导尿管通过开口器中部的小孔慢慢沿上腭插入食管。为避免误入气管，可将导管的外端浸入水中，若有气泡从管口逸出，应拔出重插。如无气泡逸出，表明导管在胃内，即可将药液注入，再注入少量清水，将导管内药液冲入胃内，灌胃完毕后，先缓慢拔出导管，再取下开口器。一次给药量一般为 5 ~ 10 ml/kg。

（2）腹腔注射、皮下注射、肌内注射　给药方法基本同小鼠，只是针头稍大，给药量稍大，一般腹腔注射 1 ~ 5 ml/kg，皮下注射 0.1 ~ 1 ml/kg，肌内注射 0.5 ~ 1 ml/kg。

扫码“看一看”

（3）静脉注射　一般采用外侧耳缘静脉注射，注射部位除毛，用酒精棉球涂擦或用示指轻弹兔耳，使静脉充盈，左手示指与中指夹住静脉的近心端，阻止静脉回流，用拇指和无名指固定耳缘静脉远心端，右手持注射器尽量从远端刺入，移动左手拇指固定针头，将药液注入。如推注有阻力，且兔耳局部变白，说明未刺入血管，应拔针重新穿刺。一次给药量一般为 0.2 ~ 2.0 ml/kg。

（四）豚鼠

1. 捉拿与固定　先用手掌迅速扣住鼠背，抓住其肩胛上方，用手指环握颈部，另一只手托住其臀部，即可拿起固定。

2. 给药法　灌胃法同小鼠，皮下注射多于后肢内侧，静脉注射一般采用前肢皮下静脉。

（五）青蛙（或蟾蜍）

1. 捉拿与固定　捉拿蛙时一般用左手将其背部握住，将后肢拉直并以中指、无名指和小指压住，右手进行操作。注意捉拿蟾蜍时勿挤压其耳侧的毒腺，以免毒液射入眼中。

2. 给药法　常采用淋巴囊注射法，蛙类皮下有数个淋巴囊，可选用胸、腹及股部淋巴囊，注意应先经过肌层，再刺入皮下淋巴囊注药，以免抽针后药液自针眼漏出。

五、实验动物的性别辨认和编号方法

1. 性别辨认

（1）鼠类　雄性小鼠和大鼠性器官与肛门距离较远，其间有被毛，阴囊明显可见。雌性小鼠和大鼠性器官与肛门距离较紧，其间无毛，腹部乳头明显可见。

豚鼠性别辨认方法与小鼠和大鼠相同。

（2）家兔　雄兔泄殖孔附近，可见阴囊，用拇指和食指挤压泄殖部位，可露出阴茎。雌兔腹部 5 对乳头明显可见。

（3）猫和狗　性别特征明显，不难辨认。

2. 编号　在科学实验中为了观察每只动物、各组动物的变化情况，必须在实验前预先对动物进行随机分组和编号标记。编号标记的方法有挂牌法、打号法、皮毛涂色法、剪毛法及剪耳标记法。应根据实验动物种类、数量和观察时间长短选择选择合适的标记方法。对于比较大的动物如狗、兔等可采用挂牌法，对于家兔还可采用化学药品涂染被毛或采用兔耳打孔法。大鼠和小鼠的编号一般采用各种不同染料涂擦被毛的方法来标记。常用的涂染化学品如下：①涂染红色：0.5%中性红或品红溶液；②涂染黄色：3% ~5%苦味酸溶液；③涂染咖啡色：2%硝酸银溶液；④涂染黑色：煤焦油乙醇溶液。

最常用的是3% ~5%苦味酸溶液，用毛笔或棉签蘸取此溶液，在动物固定的不同部位涂上苦味酸黄色斑点表示不同号码。一般习惯涂染在左前肢上为1，在左侧腰部为2，在左后肢上为3，在头部为4，在尾基部为6，在右前肢为7，在右侧腰部为8，在右侧后肢上为9，不涂染鼠为10。且在20~99以内，可采用在上述动物同一部位上，再涂染另一种涂染剂（0.5%中性红或品红溶液）斑点，表示相应的十位数。例如，在左前肢标记红色和黄色斑点，这就表示为11；如果红色标记在左前肢上，而黄色标记在左腰部，这就是12，以此类推。标记要有记录，做到实验者心中有数，以免时间长忘记。

六、常用实验动物的麻醉方法

1. 吸入麻醉 多应用乙醚，可用于小鼠、大鼠及家兔的麻醉。把5~10 ml乙醚浸过的脱脂棉铺在麻醉用的玻璃容器底部，实验动物置于容器内，容器加盖，约20~30 s动物进入麻醉状态，一般可维持30 min以上。

2. 注射麻醉 常应用戊巴比妥钠、硫喷妥钠、乌拉坦（氨基甲酸乙酯）等药物（实验表1-1），可用于家兔、大鼠、小鼠及豚鼠麻醉。大鼠、小鼠及豚鼠多采用腹腔注射法；家兔既可静脉注射，也可腹腔注射。

实验表1-1 注射麻醉药物的用法与用量

药物	动物	给药途径	药液浓度	剂量（mg/kg）	维持时间（h）
戊巴比妥钠	狗、猫、兔	iv，ip	3%	30	1~4
	鼠	ip	3%	45	1~2
苯巴比妥钠	狗、猫	iv，ip	10%	80~100	3~6
	兔	iv，ip	10%	100~150	3~6
硫喷妥钠	狗、猫	iv，ip	2.5% ~5%	20~50	1/4~1/2
	兔、鼠	ip	2.5% ~5%	50~80	1/4~1/2
乌拉坦（氨基甲酸乙酯）	狗、兔	iv，ip	20%	1 000	2~4
	鼠	ip	20%	1 300	2~4

注：iv：静脉注射；ip：腹腔注射。

七、常用实验动物的取血方法

1. 小鼠和大鼠

（1）剪尾取血 将鼠固定在铁丝笼或特别筒内，使鼠尾露在外面。剪掉鼠尾（小鼠1~2 mm；大鼠5~10 mm），用拇指和示指由鼠根向鼠尾按捏，血液即从尾尖流出。小鼠每次可采血0.1 ml，大鼠每次可采血0.5 ml。注意：只剪去鼠尾尖，如剪去过多组织，反而流血少。下次取血时，只需将尾尖血痂剪掉即可。

（2）眼眶取血 左手持鼠，使眼球突出，并使头向下。右手持弯曲镊，钳夹一侧眼球根部，将眼球摘除。血液即可从断裂的眼眶动、静脉涌出，血量约为鼠体重的4% ~5%，适用于一次性取血。

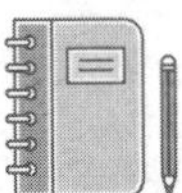

（3）眼球后静脉丛取血　左手持鼠，使眼球突出，右手持一特制吸血器（如结核菌素注射器连接一个针尖磨成45°斜口的6号针头或血细胞吸管），从内眦刺入，沿下眼眶壁向眼球后插入4 ~ 5 mm旋转吸血针头，轻拉针栓（注意防止产生负压，静脉丛受压，抽血更困难）血液即进入针筒。

（4）断头取血　剪去鼠头，迅速将鼠颈断端向下，使血液流入备有抗凝剂的器皿。小鼠可取血约1 ml，大鼠可取血约8 ml。

2. 家兔　可采用耳缘静脉取血、耳中央动脉取血、心脏取血、颈静脉取血及股静脉取血等。

3. 豚鼠　可采用心脏取血及背中足静脉取血。

八、常用实验动物的处死方法

1. 小鼠与大鼠　常采用颈椎脱臼法，即用左手固定头部，右手捏住鼠尾，用力向后牵拉，使颈椎脱位，脊髓断裂，鼠可瞬间死亡。大鼠也常采用断头法处死。

2. 家兔　常采用空气栓塞法，即向家兔静脉内迅速注入空气，使其发生栓塞致死，一般空气注射量为10 ~ 20 ml。也可采用麻醉致死法，静脉或腹腔注射致死量的麻醉药物，使家兔中枢严重抑制导致死亡。

3. 青蛙（或蟾蜍）　可断头处死，也可用金属探针经枕骨大孔破坏大脑和脊髓致死。

（王　梅）

第二章　药理学实验

实验一　药物剂量对药物作用的影响

扫码“学一学”

【实验目的】观察药物剂量对药物作用的影响。

【实验动物】小鼠3只。

【实验药品】2%水合氯醛溶液。

【实验器材】小鼠笼、天平、1 ml注射器、针头。

【实验方法】取小鼠3只，称重编号，观察各鼠的正常活动情况。各鼠分别腹腔注射2%水合氯醛溶液0.05 ml/10 g、0.15 ml/10 g、0.5 ml/10 g。给药后分别将小鼠置于小鼠笼中，观察各鼠活动有何变化？记录给药后小鼠反应和发生时间，并比较三鼠有何不同？

【实验结果】将实验结果填入实验表2－1。

实验表2－1　不同剂量水合氯醛对小鼠的作用

鼠号	体重（g）	给药前情况	药物及剂量	给药后反应及发生时间
1				
2				
3				

扫码“看一看”

【注意事项】

1. 水合氯醛为镇静催眠药，小鼠的中枢抑制反应可表现为活动减少、闭目静卧、翻正反射消失和呼吸停止等。

2. 此实验也可应用苯甲酸钠咖啡因，小鼠分别腹腔注射0.2%、0.5%和2%苯甲酸钠咖啡因溶液0.2 ml/10 g，观察有无兴奋、竖尾、惊厥甚至死亡等现象。

扫码“看一看”

实验二　不同给药途径对药物作用的影响

一、家兔实验法

扫码“学一学”

【实验目的】观察不同给药途径对药物作用强度的影响。

【实验动物】家兔2只。

【实验药品】20%乌拉坦溶液。

【实验器材】婴儿秤、20 ml注射器、兔固定器。

【实验方法】取家兔2只，称重编号，观察两兔正常活动、翻正反射以及呼吸情况。两兔均给予20%乌拉坦溶液4 ml/kg，甲兔耳缘静脉注射给药，乙兔肌内注射给药。记录给药时间，观察家兔反应、翻正反射消失时间以及呼吸抑制程度。比较两兔反应有何不同？

【实验结果】将实验结果填入实验表2－2。

实验表 2－2　不同给药途径对乌拉坦作用的影响

兔号	药物及剂量	给药途径	给药后反应	翻正反射消失时间	呼吸抑制程度
甲					
乙					

【注意事项】翻正反射是指将动物推倒或呈背位仰卧时，动物会立即翻正过来。当中枢过度抑制时，翻正反射消失。

扫码“看一看”

二、小鼠实验法

【实验目的】观察不同给药途径对硫酸镁作用性质的影响。

【实验动物】小鼠 2 只。

【实验药品】10% 硫酸镁溶液。

扫码“看一看”

【实验器材】小鼠灌胃器、2 ml 注射器、针头、天平、眼科剪、眼科镊。

【实验方法】小鼠 2 只，称重编号，观察小鼠活动、呼吸和粪便情况。两鼠均给予 10% 硫酸镁溶液 0.2 ml/10 g，甲鼠灌胃给药，乙鼠肌内注射给药。观察给药后小鼠活动、呼吸及粪便变化，并与给药前比较。

【实验结果】将实验结果填入实验表 2－3。

实验表 2－3　硫酸镁不同给药途径对药物作用的影响

鼠号	给药前情况	药物及剂量	给药途径	给药后反应
甲				
乙				

【注意事项】灌胃时要掌握要领，注意不要刺破食管或胃壁。

实验三　静脉注射速度对药物作用的影响

【实验目的】观察相同剂量氯化钙不同静脉注射速度对药物作用的影响。

【实验动物】家兔 2 只。

【实验药品】5% 氯化钙溶液。

扫码“学一学”

【实验器材】婴儿秤、兔固定器、10 ml 注射器、头皮针、普通剪刀、酒精棉球若干。

【实验方法】

1. 取家兔 2 只，称重编号，观察正常呼吸、心率和活动情况。

2. 甲兔耳缘静脉快速注射 5% 氯化钙 5 ml/kg（5～10 s 内注射完毕），乙兔耳缘静脉缓慢注射 5% 氯化钙 5 ml/kg（4～5 min 内注射完毕）。

3. 观察两兔呼吸，心率等有何变化，尤其注意是否出现心脏停搏。

【实验结果】将实验结果填入实验表 2－4。

实验表 2－4　静脉注射速度对氯化钙作用的影响

兔号	给药前			注射速度	给药后		
	呼吸	心率	活动		呼吸	心率	活动
甲							
乙							

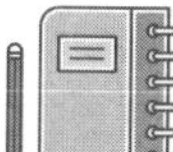

扫码“看一看”

扫码“看一看”

【注意事项】注意掌握好静脉注射速度，在规定时间内注射完药物。

实验四　肝功能对药物作用的影响

【实验目的】观察肝功能损害对戊巴比妥钠作用的影响。

【实验动物】小鼠4只。

【实验药品】5%四氯化碳油溶液、0.3%戊巴比妥钠溶液、生理盐水。

【实验器材】小鼠笼、天平、1 ml注射器、针头。

【实验方法】

1. 于实验前48 h取小鼠2只，称重编号。甲鼠皮下注射5%四氯化碳油溶液0.1 ml/10 g造成肝脏损害，乙鼠皮下注射等剂量生理盐水。

2. 实验时两鼠均腹腔注射0.3%戊巴比妥钠溶液0.2 ml/10 g，观察动物反应并记录两鼠翻正反射消失的潜伏时间（从腹腔注射药物到翻正反射消失的间隔时间）和持续时间（从翻正消失到翻正反射恢复的间隔时间）。

3. 小鼠苏醒后颈椎脱臼处死，剖取肝脏比较两鼠肝脏大小、颜色及充血程度。

【实验结果】将实验结果填入实验表2-5。

实验表2-5　肝功能损害对戊巴比妥钠作用的影响

鼠号	预处理	翻正反射消失		肝脏外观
		潜伏时间（min）	持续时间（min）	
甲				
乙				

【注意事项】室温应维持在24℃～25℃，如在20℃以下应给小鼠保温，否则小鼠因体温下降，代谢减慢，不易苏醒。

实验五　药物血浆半衰期测定

【实验目的】用比色法测定水杨酸钠的血浓度，并计算其半衰期。

【实验动物】家兔1只。

【实验药品】10%及0.02%水杨酸钠溶液、10%三氯醋酸溶液、10%三氯化铁溶液、草酸钾粉、9%枸橼酸钠溶液。

【实验器材】试管（15 ml）、离心管、试管架、小玻棒、10 ml吸管、注射器（2 ml、5 ml）、记号笔、721型分光光度计、离心机。

【实验方法】

1. 取家兔1只称重，从耳静脉取血2 ml放置于有少量草酸钾的离心管中，家兔耳缘静脉注射10%水杨酸钠1.5 ml/kg（150 mg/kg），注射后立即和1 h各从心脏取血2 ml，分别放置于预先加好10%三氯醋酸7 ml的离心管内。用玻棒充分搅拌后离心5 min，使血浆蛋白沉淀。准确吸取上清液6 ml分别置于试管中，每管加10%三氯化铁12滴（0.6 ml），摇匀后即可显色。

2. 以给药前管为对照，用721型分光光度计510nm波长比色，读得给药后两管上清液的光密度（X_1X_2）。

3. 另取两试管，一管加0.2%水杨酸钠2 ml（做标准管），另一管加蒸馏水2 ml，各加三氯醋酸7 ml，混匀后各取6 ml置于另两试管，加三氯化铁显色，以蒸馏水管为对照度的标准管光密度（X）。求标准管水杨酸浓度（Y）与光密度（X）比值（K）。即 $K = X/Y$。再根据 $Y = KX$，从 X_1 求得 Y_1，从 X_2 求得 Y_2。根据下列公式求半衰期 $t_{1/2}$：

$$t_{1/2} = 0.301 / (\log Y_1 - \log Y_2) / t$$

公式中 Y_1、Y_2 为给药后两次血液浓度，t 为两次取血间隔时间（约60 min）。

【实验结果】将实验结果填入实验表2-6。根据数据计算半衰期（$t_{1/2}$）。

实验表2-6　水杨酸钠血浆半衰期的测定

管号	光密度（X）	水杨酸浓度（Y）	K值
标准管		0.02%	
给药后立即管			
给药后60 min管			

【注意事项】

1. 为防止凝血，兔耳取血试管内先放草酸钾粉少许，血滴入时随时摇动。心脏取血时注射器内先用9%枸橼酸钠湿润。

2. 抗凝剂的量可影响比色，所以应使各试管内的抗凝剂的量一致。

扫码“看一看”

实验六　药物的配伍禁忌

【实验目的】观察不同溶媒对乳糖酸红霉素溶解度的影响并联系临床应用。

【实验药品】注射用乳糖酸红霉素3支、生理盐水、5%葡萄糖注射液、注射用水2支。

【实验器材】5 ml注射器、针头。

【实验方法】将注射用乳糖酸红霉素分别编号标记，1号药瓶中加入生理盐水，2号药瓶中加入5%葡萄糖注射液，3号药瓶中加入注射用水，均为6 ml。振摇3~5 min后，观察药物是否溶解。

【实验结果】将实验结果填入实验表2-7。

实验表2-7　不同溶媒对乳糖酸红霉素溶解度的影响

乳糖酸红霉素	溶媒	药物溶解情况
1	0.9%氯化钠注射液	
2	5%葡萄糖注射液	
3	注射用水	

实验七　药物制剂的稀释与配制

【实验目的】学会浓溶液稀释的计算方法和配制方法。

【实验药品】95%乙醇溶液、5%苯扎溴铵溶液10 ml、蒸馏水。

【实验器材】100 ml和500 ml量杯、玻璃棒。

【实验方法】

1. **配制75%乙醇溶液100 ml**　根据公式：$C_1V_1 = C_2V_2$，求得配制75%乙醇溶液

100 ml所需95%乙醇溶液的毫升数。用100 ml量杯量取所需要的95%乙醇溶液，然后加蒸馏水至100 ml，用玻璃棒搅拌后即可。

2. 稀释5%苯扎溴铵溶液为0.1%的苯扎溴铵溶液 根据上述公式，先求出将5%苯扎溴铵溶液10 ml稀释成0.1%溶液后的总容量。然后将5%苯扎溴铵溶液10 ml倒入500 ml的量杯中，加蒸馏水至所需容量。

【实验结果】将实验结果填入实验表2-8。

实验表2-8 药物制剂的稀释与配制

药物	原溶液		需加蒸馏水量（ml）	终溶液	
	浓度（%）	容量（ml）		浓度（%）	容量（ml）
乙醇	95			75	100
苯扎溴铵	5	10		0.1	

实验八 传出神经系统药物对兔眼瞳孔的作用

扫码“学一学”

【实验目的】观察拟胆碱药、胆碱受体阻断药和拟肾上腺素药对瞳孔的影响并分析其作用机制。

【实验动物】家兔2只。

【实验药品】1%硫酸阿托品溶液、1%硝酸毛果芸香碱溶液、0.5%水杨酸毒扁豆碱溶液、1%盐酸去氧肾上腺素溶液。

【实验器材】兔固定器、量瞳尺、滴管、剪刀。

【实验方法】

1. 取无眼疾家兔2只，编号固定并剪去眼睫毛。于自然光线下，用量瞳尺测量两侧正常瞳孔直径。

2. 按下列顺序给药（给药量均为3滴）：

甲兔左眼1%硫酸阿托品溶液；右眼1%硝酸毛果芸香碱溶液。

乙兔左眼1%盐酸去氧肾上腺素溶液；右眼0.5%水杨酸扁豆碱溶液。

给药时用拇指和食指将兔下眼睑拉成杯状，中指压住鼻泪管，用滴管向结膜囊内滴入3滴药液，并保留1 min，然后放下眼睑，任药液自溢。

3. 滴药15 min后，在同样的光照下，再分别测量家兔各眼瞳孔直径。如滴毛果芸香碱和毒扁豆碱眼的瞳孔已经明显缩小，则在滴硝酸毛果芸香碱的眼内再滴入1%硫酸阿托品溶液2滴，在滴水杨酸毒扁豆碱的眼内再滴入1%盐酸去氧肾上腺素溶液2滴，15 min后再观测瞳孔变化。

【实验结果】将实验结果填入实验表2-9。

实验表2-9 传出神经系统药物对瞳孔的作用

兔号	眼睛	药物	瞳孔直径（mm）	
			给药前	给药后
甲	左	1%硫酸阿托品		
	右	1%硝酸毛果芸香碱		
		15 min后再滴1%硫酸阿托品		

续表

兔号	眼睛	药物	瞳孔直径（mm）	
			给药前	给药后
乙	左	1%盐酸去氧肾上腺素		
	右	0.5%水杨酸毒扁豆碱		
		15 min后再滴盐酸去氧肾上腺素		

【注意事项】

1. 测量瞳孔时勿刺激角膜，给药前后光照强度及角度须一致，兔头朝一个方向固定，以免影响实验结果。

2. 滴药时应注意压迫内眦，以免药液经鼻泪管流入鼻腔，经鼻黏膜吸收。

实验九　有机磷酸酯类中毒及解救

【实验目的】观察有机磷酸酯类中毒症状及阿托品、解磷定对有机磷酸酯类中毒的解救作用，分析其中毒机制及解毒机制。

【实验动物】家兔2只。

【实验药品】2.5%美曲膦酯溶液、0.5%硫酸阿托品溶液、5%解磷定注射液。

【实验器材】兔固定器、婴儿秤、5 ml注射器、5号针头、量瞳尺、棉球。

【实验方法】

1. 取家兔2只，称重编号，观察正常活动、呼吸次数、瞳孔大小、唾液分泌、肠鸣音、大小便、肌张力及有无肌肉震颤等。

2. 两兔均耳缘静脉注射2.5%美曲膦酯3～4 ml/kg，密切观察上述指标的变化，记录产生时间。中毒症状明显后，甲兔耳缘静脉注射5%解磷定1～2 ml/kg，乙兔耳缘静脉注射0.5%阿托品1 ml/kg，观察比较两兔反应。乙兔最后再耳缘静脉注射5%解磷定2 ml/kg，观察上述指标变化。

【实验结果】将实验结果填入实验表2－10。

实验表2－10　家兔美曲膦酯中毒及阿托品和解磷定的解救作用

兔号	体重（kg）	药物	一般活动	瞳孔大小	唾液分泌	大小便	肌张力	肌震颤	中枢症状
甲		用药前							
		给美曲膦酯后							
		给解磷定后							
乙		用药前							
		给美曲膦酯后							
		给阿托品后							
		给解磷定后							

【注意事项】

1. 注入美曲膦酯时，应将解救药品预先抽好，并备好注射阿托品的耳缘静脉，以便迅速抢救。

2. 阿托品要快速注入，以缓解危急的中毒症状，但解磷定注射要慢

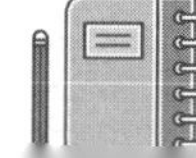

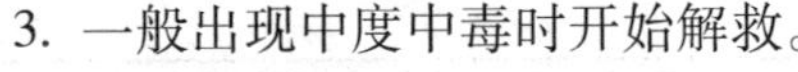

3. 一般出现中度中毒时开始解救。

4. 用美曲膦酯制作中毒模型时，切勿污染皮肤，如不慎接触，立即用自来水冲洗，不能用碱性物（如肥皂）清洗，否则可转化为毒性更强的敌敌畏。

扫码“学一学”

实验十　传出神经系统药物对腺体分泌的影响

【实验目的】观察阿托品和毛果芸香碱对腺体分泌的影响并分析其作用机制及临床意义。

【实验动物】家兔 2 只。

【实验药品】6.5% 乌拉坦生理盐水溶液、1% 硫酸阿托品溶液、0.1% 硝酸毛果芸香碱溶液、生理盐水。

【实验器材】兔固定器、兔开口器、10 号导尿管、注射器（20 ml、1 ml）、10 ml 量筒、漏斗。

【实验方法】

1. 取家兔 2 只，称重编号。分别用 6.5% 乌拉坦生理盐水溶液 10 ml/kg 灌胃（可产生镇静作用，且补充了水分，有利于唾液分泌）。

2. 15 min 后，甲兔耳缘静脉注射 1% 硫酸阿托品溶液 0.2 ml/kg（2 mg/kg）；乙兔耳缘静脉注射生理盐水 0.2 ml/kg。给药后 15 min，两兔均耳缘静脉注射 0.1% 硝酸毛果芸香碱溶液 0.2 ml/kg（0.2 mg/kg）。

3. 将两兔均置于兔固定器中，于兔嘴下各放一漏斗和量筒，比较两兔给药后 10 min、20 min、30 min 的唾液量。

扫码“看一看”

【实验结果】将实验结果填入实验表 2－11。

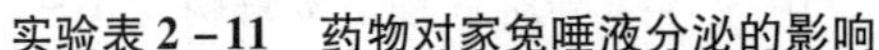

实验表 2－11　药物对家兔唾液分泌的影响

兔号	药物		唾液分泌量（ml）		
	首次	15 min	10 min	20 min	30 min
甲	阿托品	毛果芸香碱			
乙	生理盐水	毛果芸香碱			

扫码“看一看”

实验十一　传出神经系统药物对家兔血压的影响

【实验目的】观察传出神经系统药物对家兔血压的影响，结合临床应用分析其作用机制。

扫码“学一学”

【实验动物】家兔 1 只。

【实验药品】5×10^{-6} mol/L 盐酸肾上腺素溶液、2×10^{-5} mol/L 重酒石酸去甲肾上腺素溶液、2.5×10^{-6} mol/L 盐酸异丙肾上腺素溶液、2.5% 妥拉唑啉溶液、0.1% 普萘洛尔溶液、20% 乌拉坦溶液、0.5% 肝素生理盐水。

【实验器材】BL－420 生物机能实验系统、压力换能器、兔台、万能支架、动脉插管、医用三通、硅胶管、注射器（3 ml × 7，20 ml × 1）、动脉夹、手术镊、眼科镊、剪毛剪刀 1 把、手术剪、眼科剪、止血钳、玻璃分针、手术刀、烧杯、手术缝线、纱布、棉球、液体石蜡、凡士林、婴儿秤。

【实验方法】

1. 将压力换能器固定于与心脏在同一水平位置的万能支架上，输出导线输入 BL－420 生物机能实验系统，腔内充满肝素生理盐水，排除气泡，经三通与动脉导管相连。

2. 取家兔 1 只称重，20% 乌拉坦 4 ml/kg 耳缘静脉注射麻醉，麻醉后将动物仰卧位固定于兔台上，剪去前颈部被毛，在颈正中沿气管走行由甲状软骨向下将颈部皮肤切开约 3～4 cm 切口。用止血钳钝性剥离皮下组织、肌肉，暴露气管，做在气管旁侧，用手触得颈动脉搏动处，然后游离位于气管一侧的颈动脉，将其与伴行的迷走神经及周围组织分离。将动脉下穿两条线，一侧颈总动脉头侧结扎，向心端用动脉夹夹住，在两者间穿线打虚结，用眼科剪在近头侧部结扎处向心方向剪一倒 V 型小口，将充满肝素生理盐水并与血压换能器相连的动脉插管，插入颈总动脉，结扎并固定之。检查导管系统无漏水处后，打开动脉夹即可描出血压波型，待描出一段正常曲线后即可按下列顺序耳缘静脉注射给药。

扫码“看一看”

第一组：① 5×10^{-6}mol/L 盐酸肾上腺素；② 2×10^{-5}mol/L 去甲肾上腺素；③ 2.5×10^{-6}mol/L 异丙肾上腺素（以上均按 0.5 ml/kg 给药）。

第二组：① 2.5% 妥拉唑啉；② 2×10^{-5}mol/L 去甲肾上腺素（以上均按 0.5 ml/kg 给药）。

第三组：① 2.5% 妥拉唑啉；② 5×10^{-6}mol/L 盐酸肾上腺素（以上均按 0.5 ml/kg 给药）。

第四组：① 0.1% 普萘洛尔；② 2.5×10^{-6}mol/L 异丙肾上腺素（以上均按 0.5 ml/kg 给药）。

第五组：① 0.1% 普萘洛尔；② 5×10^{-6}mol/L 盐酸肾上腺素（以上均按 0.5 ml/kg 给药）。

扫码“看一看”

【实验结果】自行设计表格，记录各组给药后家兔血压变化，描记血压变化曲线。

【注意事项】

1. 分离血管时，切忌过度牵拉神经。

2. 实验前严格检查导管系统有无漏水漏气现象，以防血液倒灌入换能器内。

3. 儿茶酚胺类药物应临用前配置，因在体内代谢迅速，给药速度要快。

实验十二　传出神经系统药物对离体肠平滑肌的作用

【实验目的】观察传出神经系统药物对家兔离体肠管平滑肌的影响，分析其作用机制，并联系临床应用。

【实验动物】家兔 1 只。

【实验药品】0.001mol/L 氯乙酰胆碱溶液、0.1% 硫酸阿托品溶液、0.002% 盐酸肾上腺素溶液、0.1% 普萘洛尔溶液、2.5% 妥拉唑啉溶液。

【实验器材】恒温平滑肌槽、BL－420 生物机能实验系统、张力换能器、万能支架、注射器（1 ml×15）、烧杯、手术剪、眼科镊。

【实验方法】

1. **装备实验装置**　装备恒温平滑肌槽，水浴温度控制在 37℃～38℃。在实验槽中加入台氏液，并标记好液面高度，通气管接 95% O_2 + 5% CO_2，调节供气以每秒钟逸出 1～2 个气泡为宜。

2. **制备离体肠肌标本**　取健康家兔 1 只，木槌重击其枕骨部致死，立即剖腹。剪取空肠和回肠上段，置于冷台氏液中，除去肠系膜，用台氏液将肠内容物冲净，更换台氏液将肠管剪成约 1～2 cm 长肠段备用。

3. **安置标本**　取肠管一段，两端对角各穿一线，一端系在 L 型通气管的小钩上并固定

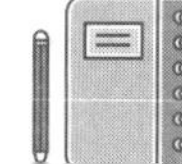

于实验槽底部，另一端与张力换能器相连，张力换能器接 BL－420 生物机能实验系统。启动系统，调节肠肌负荷约 1 g，待肠肌活动稳定后先描记一段正常收缩曲线。

4. 给药 用注射器依次向实验槽内加入下列药物，观察肠管反应。

第 1 组：①氯乙酰胆碱 0.2 ml
②硫酸阿托品 0.2 ml
③氯乙酰胆碱 0.2 ml

换液后给予下一组药物

第 2 组：①盐酸肾上腺素 0.5 ml
②普萘洛尔 0.5 ml
③妥拉唑啉 0.5 ml

给药剂量要准确，当前次给药效果明显后，再给下一种药物。每次给药要标明药品名称、浓度、剂量。

换液方法：换出原实验槽的液体，用台氏液冲洗 3 次，稳定一定时间后，再准备给药。

【实验结果】剪辑肠肌收缩曲线并打印输出。

【注意事项】

1. 控制好浴槽温度，并调好肠肌张力，不要过紧或过松，以不影响肠肌收缩功能和对药物的反应性为原则，给药后或实验过程中不得再调整张力。气泡不要太大或太快，避免其对描记波形的干扰。

2. 药液应加入到台氏液中，不可直接加在标本上。每给一次药物后，均要用台氏液冲洗 3 次。

3. 实验前家兔应禁食 12 h，以保持肠腔无粪便。

实验十三 局麻药的表面麻醉作用比较

扫码“学一学”

【实验目的】比较普鲁卡因与丁卡因的表面麻醉作用。

【实验动物】家兔 1 只。

【实验药品】1% 盐酸普鲁卡因溶液、1% 盐酸丁卡因溶液。

【实验器材】兔固定器、手术剪、滴管。

【实验方法】

1. 取无眼疾家兔 1 只，固定，剪去两眼睫毛，分别用兔须轻触两眼角膜的上、中、下、左、右 5 个位点，观察并记录正常角膜反射情况（有无眨眼反射）。刺激 5 点都引起眨眼反应记为 5/5（全部阳性），5 点均不眨眼记为 0/5（全部阴性）。

2. 用拇指和示指将家兔左眼的下眼睑拉成杯状，中指按压鼻泪管，向眼内滴入 1% 盐酸普鲁卡因溶液 2 滴，轻轻揉动下眼睑使药液与角膜充分接触，并保持 1 min，然后放手任其自溢。向右眼用同样方法滴入 1% 盐酸丁卡因溶液 2 滴。

3. 滴药后两眼每隔 5 min 分别测试角膜反射 1 次，直至 30 min 为止。记录并比较两药作用有何不同。

【实验结果】将实验结果填入实验表 2－12。

实验表 2－12　局麻药对兔眼角膜的作用

兔眼	药物	角膜反应						
		给药前	给药后					
			5 min	10 min	15 min	20 min	25 min	30 min
左	普鲁卡因							
右	丁卡因							

扫码“看一看”

【注意事项】

1. 给药前必须剪去眼睫毛，否则即使角膜已被麻醉，触及睫毛时仍可引起眨眼反射，影响实验结果。

2. 选用刺激角膜的兔须宜软硬适中，实验中应采用同一兔须，以确保触力均等。

3. 刺激角膜时不可触及眼睑。

扫码“看一看”

实验十四　苯巴比妥钠的抗惊厥作用

【实验目的】观察苯巴比妥钠的抗惊厥作用。

【实验动物】小鼠 2 只。

【实验药品】0.5% 苯巴比妥钠溶液、2.5% 尼可刹米溶液、生理盐水。

【实验器材】小鼠笼、天平、1 ml 注射器、5 号针头。

【实验方法】

1. 取小鼠 2 只，称重编号，置于小鼠笼中观察其正常活动。

2. 甲鼠腹腔注射 0.5% 苯巴比妥钠溶液 0.1 ml/10 g（0.5 mg/10 g）；乙鼠腹腔注射等量生理盐水作对照。10 min 后，两鼠均背部皮下注射 2.5% 尼可刹米溶液 0.2～0.3 ml/10 g（5～7.5 mg/10 g）。观察两鼠有无兴奋、惊厥和死亡发生（以后肢伸直为惊厥指标）。

扫码“学一学”

【实验结果】将实验结果填入实验表 2－13。

实验表 2－13　苯巴比妥钠的抗惊厥作用

鼠号	体重	预处理药物及剂量	给尼可刹米后反应
甲			
乙			

扫码“看一看”

【注意事项】由于动物的个体差异，对出现惊厥较迟的小鼠给予轻微刺激可加速出现，但需保持刺激强度相同。

实验十五　氯丙嗪的降温作用

扫码“学一学”

【实验目的】观察氯丙嗪对体温的影响。

【实验动物】家兔 4 只。

【实验药品】2.5% 氯丙嗪溶液、生理盐水、液状石蜡。

【实验器材】肛温计、5 ml 注射器、冰袋、兔固定器、婴儿秤。

【实验方法】

1. 取家兔 4 只，称重编号，观察其正常活动。将家兔放入兔固定器中，左手提高兔尾，右手将末端涂有少许液体石蜡的肛温计插入兔肛门中 3～4 cm 左右，3 min 后取出观察并记

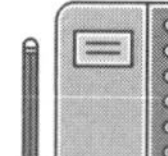

录家兔体温。

2. 1、2 号家兔静脉注射 2.5% 氯丙嗪溶液 0.3 ml/kg；3、4 号家兔静脉注射等量的生理盐水对照。给药后，立即在 1、4 号家兔腹股沟放置冰袋。分别在给药后 20 min、40 min、60 min 各测量体温一次，并记录结果。

【实验结果】将实验结果填入实验表 2－14

实验表 2－14　氯丙嗪对家兔体温的影响

兔号	给药前体温（℃）	药物及剂量	所处环境	给药后体温（℃）		
				20 min	40 min	60 min
1						
2						
3						
4						

扫码"看一看"

【注意事项】

1. 每只家兔最好固定用同一只肛温计，测量前将水银甩至 35℃ 以下，测量体温时要避免家兔挣扎，肛温计插入深度各次应一致。

扫码"看一看"

2. 实验室温度要保持恒定。

3. 本实验可采用单盲法，将药物编号为 1、2、3、4 号药，最后根据实验结果判断分别是何种药物。

实验十六　药物的镇痛作用

扫码"学一学"

一、化学刺激法

【实验目的】观察吗啡的镇痛作用。

【实验动物】小鼠 2 只，18～22 g。

【实验药品】0.1% 盐酸吗啡溶液、生理盐水、0.6% 醋酸溶液。

【实验器材】1 ml 注射器、针头、天平、鼠笼（或玻璃钟罩）。

【实验方法】取小鼠 2 只，称重编号。甲鼠皮下注射 0.1% 盐酸吗啡溶液 0.15 mg/10 g（0.15 ml/10 g），乙鼠皮下注射生理盐水 0.15 ml/10 g 对照。30 min 后各鼠分别腹腔注射 0.6% 醋酸溶液 0.1 ml/10 g。观察并记录注射醋酸后 15 min 内各鼠的扭体反应发生情况，统计全室实验结果填入表内。

【实验结果】将实验结果填入实验表 2－15。

实验表 2－15　吗啡的镇痛作用

动物	鼠数	药物及剂量	醋酸致痛后扭体反应		镇痛效果
			鼠数	百分率（%）	
给药组					
对照组					

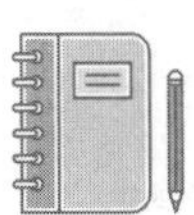

【注意事项】

1. 醋酸溶液在实验前临时配制。

2. 扭体反应可表现为腹部两侧凹陷、躯体扭曲、臀部抬高或后肢伸展，指标中有任何一项表现即可认为阳性。扭体反应减少50%以上才能认为有镇痛效果。

二、热板法

【实验目的】观察吗啡的镇痛作用。

【实验动物】雌性小鼠2只，18～22 g。

【实验药品】0.2%盐酸吗啡溶液、生理盐水。

【实验器材】RB－200智能热板仪、1 ml注射器、针头。

【实验方法】

1. 打开RB－200智能热板仪电源开关，温度设定为55℃。

2. 将小鼠放入热板仪，踩下脚踏开关或按下“启/停”按钮，密切观察小鼠反应，以舔后足为疼痛反应指标，出现时再次踩下脚踏开关或按下“启/停”按钮，读取计时时间为小鼠痛阈值。每只小鼠测痛阈2次（间隔3 min），取其均值为正常痛阈（s）。

3. 取痛阈值为10～30 s小鼠2只，称重编号。甲鼠腹腔注射0.2%吗啡溶液0.1 ml/10 g，乙鼠腹腔注射生理盐水0.1 ml/10 g作为对照。

4. 给药后每15 min各测痛阈2次，取其平均值，共测4次。统计全室结果，按下列公式计算痛阈提高百分率。

$$痛阈提高百分率=\frac{给药后痛阈(s)-正常痛阈(s)}{正常痛阈(s)}\times 100\%$$

【实验结果】将实验结果填入实验表2－16。

实验表2－16　吗啡的镇痛作用

鼠号	正常痛阈（s）	药物及剂量	给药后痛阈（s）及痛阈提高百分率			
			15 min	30 min	45 min	60 min
甲						
乙						

【注意事项】

1. 本实验应选用雌性小鼠，雄性小鼠遇热时阴囊松弛下垂，与热板接触影响实验结果。

2. 室温应控制在15℃～20℃，此温度下小鼠对痛刺激的反应较稳定，过低小鼠反应迟钝，过高则敏感易产生跳跃。

3. 测痛阈时若60 s仍无反应，应立即取出小鼠，以免烫伤足趾，而且痛阈按60 s计。

扫码“看一看”

实验十七　尼可刹米对抗吗啡的呼吸抑制作用

【实验目的】观察尼可刹米对吗啡致家兔呼吸抑制的解救作用。

【实验动物】家兔1只。

【实验药品】1%盐酸吗啡溶液、5%盐酸尼可刹米溶液、20%乌拉坦溶液。

【实验器材】婴儿秤、1ml及2 ml注射器、针头、手术针、手术线、兔台、BL－420生物机能实验系统、张力换能器。

【实验方法】

1. 取家兔1只，称重后20%乌拉坦溶液耳缘静脉注射麻醉，仰位固定在兔台上。

2. 在家兔剑突处缝一根手术线，连于张力换能器上，接 BL－420 生物机能实验系统，启动系统，描记一段正常呼吸曲线。

3. 家兔耳缘静脉注射 1% 盐酸吗啡溶液 1～2 ml/kg，观察呼吸曲线变化，当出现明显呼吸抑制（呼吸频率极度减慢、幅度显著降低）时，再由耳缘静脉缓慢注射 5% 尼可刹米溶液 1 ml/kg，观察家兔呼吸变化。

【实验结果】描记家兔呼吸曲线，并将实验结果填入实验表 2－17。

实验表 2－17　尼可刹米对抗吗啡的呼吸抑制作用

观察指标	正常	给吗啡后	给尼可刹米后
呼吸频率			
呼吸幅度			
呼吸曲线			

【注意事项】

1. 家兔注射吗啡后要立即准备尼可刹米。

2. 吗啡注射速度可稍快；尼可刹米静脉注射速度一定要慢，防止发生惊厥甚至死亡。

3. 手术线应与胸壁垂直并有一定的紧张性，不宜过松或过紧。

实验十八　利多卡因的抗心律失常作用

【实验目的】观察氯化钡诱发的心律失常，以及利多卡因的治疗作用。

【实验动物】家兔 1 只。

【实验药品】0.4% 氯化钡溶液、0.5% 盐酸利多卡因溶液、20% 乌拉坦溶液。

【实验器材】BL－420 生物机能实验系统、兔台、1 ml 注射器、针头、婴儿秤、酒精棉球、棉球。

【实验方法】

1. 取家兔 1 只，称重，20% 乌拉坦 4 ml/kg 耳缘静脉注射麻醉，仰位固定于兔台。

2. 心电电极接 BL－420 生物机能实验系统，并将鳄鱼夹夹一针头，按“红”－右前肢，“黄”－左前肢，“绿”－左后肢，“黑”－右后肢，将针头插入家兔肢体末端皮下。描记Ⅱ导心电图。

3. 耳缘静脉注射 0.4% 氯化钡 1 ml/kg，记录给药后心电图变化，待出现心律失常后，立即缓慢注射 0.5% 盐酸利多卡因 1 ml/kg，记录给药后心电图变化。若 10 min 内心电图无明显改变可再缓慢静脉注射半量盐酸利多卡因。

【实验结果】剪辑心电图并打印，将心率及心电图曲线填入实验表 2－18。

实验表 2－18　利多卡因的抗心律失常作用

指标	给药前	给氯化钡后	给利多卡因后
心率			
心电图			

【注意事项】

1. 氯化钡需要新鲜配制，注意掌握氯化钡静脉注射的速度。注射速度过快，可能使动物死亡；注射速度过慢不易诱发心律失常。

2. 心电电极不要插在血管内，血液在针头中凝固，会影响导电性，使心电图无法描记。

实验十九　硝酸甘油的扩血管作用

扫码“学一学”

【实验目的】观察硝酸甘油对兔血管的舒张作用。

【实验动物】家兔 1 只。

【实验药品】1% 硝酸甘油乙醇溶液。

【实验器材】兔固定器、滴管。

【实验方法】

1. 取家兔 1 只，放入兔固定器内，在强光的透照下观察正常兔耳血管粗细和密度。
2. 用滴管吸取 1% 硝酸甘油乙醇溶液，滴于家兔舌下 4～5 滴。
3. 观察给药后兔耳血管粗细、密度和温度的变化。

【实验结果】将实验结果填入实验表 2－19。

实验表 2－19　硝酸甘油的扩血管作用

兔耳指标	给药前	给药后
血管粗细		
血管密度		
温度		

【注意事项】

1. 家兔以白色为宜，以便于观察。
2. 为对比兔耳血管粗细和密度变化，给药前后的观察部位应相同。
3. 硝酸甘油应滴于家兔舌下。

实验二十　利尿药和脱水药对动物尿量的影响

扫码“学一学”

【实验目的】观察呋塞米和甘露醇对家兔尿量的影响。

【实验动物】雄性家兔 2 只。

【实验药品】20% 乌拉坦溶液、1% 呋塞米注射液、20% 甘露醇溶液。

【实验器材】婴儿秤、兔台、10 号导尿管、兔开口器、注射器、500 ml 烧杯、50 ml 量筒。

【实验方法】

1. 取雄性家兔 2 只，称重编号，分别给予 50 ml/kg 温水灌胃。

2. 20% 乌拉坦溶液 4 ml/kg 耳缘静脉注射，麻醉后仰位固定家兔于兔台，将 10 号导尿管尖端用液状石蜡润滑后自尿道外口插入膀胱，约 7～9 cm，即有尿液滴出，用胶布固定导尿管。

3. 轻轻按压家兔下腹部将膀胱内的尿液排尽。在导尿管下接一量筒，收集并记录 15 min尿量。

4. 甲兔耳缘静脉注射 20% 甘露醇溶液 5 ml/kg（1 g/kg），乙兔耳缘静脉注射 1% 呋塞米 0.5 ml/kg（5 mg/kg）。并分别收集给药后 15 min、30 min、45 min 的尿量，与给药前比较。

【实验结果】将实验结果填入实验表 2－20。

扫码“看一看”

扫码“看一看”

实验表 2 - 20　呋塞米和甘露醇对家兔尿量的影响

兔号	给药前尿量（ml）	药物及剂量	给药后尿量（ml）		
	15 min		15 min	30 min	45 min
甲					
乙					

【注意事项】

1. 最好选用雄性家兔。
2. 插导管时动作应轻柔，注意生理弯曲，插入深度应适当。
3. 本实验也可记录给药前后每分钟尿液滴数。

实验二十一　药物对肠蠕动的影响

【实验目的】通过测定墨汁在胃肠道内的移动距离，观察硫酸镁、吗啡、阿托品等药物对小鼠肠蠕动的影响。

【实验动物】小鼠 5 只。

【实验药品】20% 硫酸镁溶液、0.1% 盐酸吗啡溶液、0.03% 甲基硫酸新斯的明溶液、0.02% 硫酸阿托品溶液、生理盐水（以上药液每 100 ml 加墨汁 2 ml）。

【实验器材】小鼠笼、1 ml 注射器、灌胃器、剪刀、眼科镊、30 cm 钢板尺、棉球。

【实验方法】

1. 选体重相近、禁食 12 h 的小鼠 5 只，称重编号。

2. 各鼠分别按下列药量灌胃给药：1 号小鼠 20% 硫酸镁溶液 0.2 ml/10 g，2 号小鼠 0.1% 盐酸吗啡溶液 0.2 ml/10 g，3 号小鼠 0.03% 甲基硫酸新斯的明溶液 0.2 ml/10 g，4 号小鼠 0.02% 硫酸阿托品溶液 0.2ml/10 g，5 号小鼠生理盐水 0.2 ml/10 g，记录给药时间。

3. 观察肠蠕动情况：给药后 40 min，采用将小鼠颈椎脱臼处死，立即打开腹腔，先观察肠蠕动情况 3 min，然后将小肠从幽门至回盲部全段剪下，剔除肠系膜，将肠管拉成直线，测量小肠的总长度及肠内墨汁向前移动的最远距离，计算墨汁推进百分率。

$$\text{墨汁推进占小肠全长百分率} = \frac{\text{墨汁移动距离（cm）}}{\text{小肠总长度（cm）}} \times 100\%$$

【实验结果】将实验结果填入实验表 2 - 21。

实验表 2 - 21　药物对小鼠肠蠕动的影响

鼠号	药物及剂量（ml）	体重（g）	给药时间	墨汁移动距离（cm）	小肠总长度（cm）	墨汁推进百分率（%）
1	硫酸镁					
2	新斯的明					
3	阿托品					
4	吗啡					
5	生理盐水					

【注意事项】

1. 给药量要准确，各鼠给药及处死时间要一致，测量肠管长度应避免过度牵拉。

2. 墨汁移动可有中断现象，应以移动最远处为测量终点。

实验二十二　硫酸镁的急性中毒及其解救

扫码“学一学”

【实验目的】观察硫酸镁急性中毒的表现及钙剂的解救作用，并联系临床应用。

【实验动物】家兔1只。

【实验药品】10%硫酸镁溶液、5%氯化钙溶液。

【实验器材】婴儿秤、5 ml及10 ml注射器、干棉球、酒精棉球。

【实验方法】

1. 取家兔1只，称重，观察其正常活动和肌张力情况。

2. 家兔耳缘静脉缓慢注射10%硫酸镁溶液2 ml/kg，注意观察家兔的活动和肌张力变化。

3. 当家兔出现垂头，俯卧时，立即耳缘静脉缓慢注射5%氯化钙溶液4～8 ml，直至四肢立起为止。

【实验结果】将实验结果填入实验表2-22。

实验表2-22　硫酸镁的急性中毒及解救

动物	给药前		给硫酸镁后		给氯化钙后	
	活动情况	肌张力	活动情况	肌张力	活动情况	肌张力

【注意事项】

1. 硫酸镁静脉注射应缓慢，注意提前抽取好氯化钙溶液，以便及时救治。

2. 应用氯化钙抢救后可能再次出现麻痹，应再次给予钙剂。

实验二十三　糖皮质激素的抗炎作用

【实验目的】观察地塞米松的抗炎作用并分析其作用机制。

【实验动物】雄性小鼠2只。

【实验药品】二甲苯、0.5%地塞米松溶液、生理盐水。

【实验器材】天平、分析天平、打孔器（直径9 mm）、粗剪刀、1 ml注射器、5号针头。

【实验方法】

1. 取体重26～30 g雄性小鼠2只，称重编号。

2. 两鼠约用0.1 ml的二甲苯涂擦右耳前后两面皮肤。30 min后，甲鼠腹腔注射0.5%地塞米松0.1 ml/10 g（0.05 mg/10 g）；乙鼠腹腔注射等量生理盐水。

3. 给药后2 h将小鼠颈椎脱臼致死，沿耳郭基线剪下左右两耳，用直径9 mm的打孔器分别在左、右耳同一部位打下圆耳片，称重并记录。求左、右耳片重量之差，作为肿胀度，比较两鼠的右耳肿胀度。

肿胀度（mg）=右耳片重量（mg）-左耳片重量（mg）

【实验结果】将实验结果填入实验表2-23。

实验表 2－23　地塞米松对抗二甲苯致小鼠耳肿胀作用

鼠号	体重（g）	致炎物	药物及剂量	耳片重量（mg）		肿胀度
				右	左	
甲		二甲苯	0.5% 地塞米松			
乙		二甲苯	生理盐水			

【注意事项】

1. 二甲苯滴涂部位应一致，所取耳片应与涂二甲苯的部位一致。

2. 打孔器须锋利，一次冲下耳片。

实验二十四　胰岛素过量反应及其解救

【实验目的】观察胰岛素过量引起的低血糖反应及葡萄糖的解救作用。

【实验动物】小鼠 2 只，18～22 g。

【实验药品】5 U/ml 胰岛素注射液、25% 葡萄糖注射液。

【实验器材】1000 ml 大烧杯、1 ml 注射器、5 号针头、恒温水浴锅、有孔玻板、天平。

【实验方法】

1. 取禁食（不禁水）24 h 小鼠 2 只，称重编号。将装有小鼠的烧杯放入水温为 37℃～38℃的恒温水浴锅内，观察并记录每只小鼠的正常活动情况。

2. 两鼠分别腹腔注射胰岛素 5 U/10 g。置于恒温水浴锅中的大烧杯内，盖以有孔玻板，观察小鼠行为活动变化。当小鼠发生惊厥时（约需 20～30 min）迅速取出，甲鼠立即腹腔注射预先准备好的 25% 葡萄糖注射液 0.5～1 ml，乙鼠腹腔注射等量的生理盐水，观察并比较两只小鼠的结果有何不同?

【实验结果】将实验结果填入实验表 2－24。

实验表 2－24　胰岛素过量反应及其解救

鼠号	给药前行为活动	药物	给药后行为活动	药物	给药后行为活动
甲		胰岛素		25% 葡萄糖	
乙		胰岛素		生理盐水	

【注意事项】

1. 小鼠实验前要禁食 24 h，以免影响实验结果。

2. 胰岛素过量的低血糖反应以躺倒或抽搐的出现作为救治指标。

3. 恒温水浴锅的水温应保持在 37℃～38℃。水温过高，小鼠足趾不能忍受热刺激疼痛而上跳，难以观察低血糖反应。水温过低，低血糖反应出现延缓甚至不出现。

4. 应事先准备好葡萄糖注射液，若技术熟练可尾静脉注射，抢救效果更佳。

实验二十五　链霉素的急性毒性反应及解救

【实验目的】观察链霉素的急性毒性反应及氯化钙的拮抗作用。

【实验动物】家兔 2 只。

【实验药品】25% 硫酸链霉素溶液、5% 氯化钙溶液、生理盐水。

【实验器材】婴儿秤、10 ml 注射器、棉球。

【实验方法】

1. 取家兔2只，称重编号，观察并记录家兔的呼吸、翻正反射和四肢肌张力情况。

2. 两兔均耳缘静脉注射25%硫酸链霉素1.6 ml/kg，观察家兔反应。

3. 当出现呼吸麻痹时，甲兔耳缘静脉注射5%氯化钙溶液1.6 ml/kg，乙兔耳缘静脉注射等量生理盐水，观察家兔上述指标有何变化。

【实验结果】将实验结果填入实验表2－25。

实验表2－25　家兔链霉素的毒性反应及解救

兔号	给药前情况	链霉素及剂量	给链霉素后反应	解救药物及剂量	给药后反应
甲					
乙					

【注意事项】

1. 氯化钙溶液应事先抽好备用，以便及时抢救。

2. 应认真观察中毒症状，一旦出现马上抢救效果较好，若中毒过深可能导致家兔死亡。

（王　梅）

第三章　药品说明书解读

扫码"学一学"

扫码"看一看"

【实验目的】

1. 能正确阅读药品说明书，辨识药品说明书内容。

2. 能根据药品说明书正确的选药、配药、给药，并指导病人合理用药。

【实验用品】药品说明书

【药品说明书主要内容】

1. 药品名称和批准文号　药品说明书最前端通常是药品的名称与批准文号。药品的名称包括通用名、商品名和化学名。通用名和化学名世界通用，一般以英文和译文表示，而每一家生产药厂都可为其产品取一个商品名，因此，相同成分的药品，或是通用名相同的药品，可能有多个商品名。用药时要认准通用名或者化学名，避免重复服药，导致用药过量中毒。

药品的批准文号是国务院药品监督管理部门按照法定的程序，审核、批准、颁发给药品生产企业的专用文号，是药品生产合法性的标准之一，其格式为国药准（试）字+1位拼音字母+8位数字。

1位字母往往代表了药品的种类，例如：H代表化学合成药物，Z代表中药，S代表生物制药，F代表辅料，J代表进口药品等。

2. 适应证　根据药品的药理作用及临床应用情况，将使用本品确有疗效的疾病列入适应证范围。此项在一些中成药的说明书中常用"功能和主治"表示。服药一定要在适应证范围内，尤其是OTC药物，应按适应证服用，避免错服。

3. 规格　包括药品最小剂量单位的含量及每个包装所含药品的数量。是指该药每片或每支的含量。复方制剂会标明几个主要药在单位剂量的含量；疫苗，指的是主药效价。

4. 用法、用量　用法通常指口服、含服、肌内注射、静脉注射、皮下注射和外用、喷雾、肛用等。用量通常注明每天几次，每次几片；有时标明的是每次多少毫克（克）或每日多少克（毫克），分几次应用，这时，就要根据药品的规格计算出药粒（片、包、支）数。说明书上的用量如果没有特别说明，通常指成人剂量。儿童或老人使用，则需要按剂量进行折算。

5. 不良反应　指在规定剂量下正常应用该药品的过程中产生的与治疗目的无关的副作用、毒性反应和过敏反应等。许多药物在使用过程中会出现各种不良反应，除药物本身的特性外，还与用药者的身体素质、健康状况有关。如有过敏体质的人使用青霉素、链霉素容易引起过敏反应。有些药物口服后会刺激胃肠道引起恶心、呕吐等反应，有些药物对肝、肾有毒性反应等，这些不良反应在说明书中都会注明。注意阅读不良反应，加强用药监测，有助于一旦出现不良反应，及时采取措施。

6. 禁忌　列出了禁止应用该药品的人群或疾病情况。

7. 注意事项　包括应用该药品时必须注意的问题，如影响药物疗效的因素（如食物包括烟、酒等对用药的影响等），需要慎用的情况（如肝、肾功能的问题等），用药过程中需观察的情况（如过敏反应，定期检查血象、肝功能、肾功能等），用药对于临床检验的影响等。

8. 孕妇及哺乳期妇女用药、儿童用药、老年用药　着重说明该药品对特殊人群的影响，如对妊娠过程的影响，对受乳婴儿的影响，对小儿生长发育的影响及对老年人肝、肾功能的影响。

9. 药物相互作用　列出与该药产生相互作用的药物并说明相互作用的结果及合并用药的注意事项。如中枢抑制药吗啡与另一种中枢抑制药氯丙嗪合用，可使中枢抑制作用加强；中枢兴奋药尼可刹米可对抗中枢抑制药吗啡的呼吸抑制作用。

10. 药物过量　详细列出在过量应用该药品可能发生的毒性反应、剂量及处理方法。

11. 药理毒理　包括药理作用和毒理研究两部分内容。

药理作用为临床药理中药物对人体作用的有关信息。如与已明确的临床疗效有关的药理作用及作用机制，也可以包括体外试验和（或）动物实验的结果。

毒理研究所涉及的内容是指与临床应用相关，有助于判断药物临床安全性的非临床毒理研究结果。应当描述动物种属类型，给药方法（剂量、给药周期、给药途径）和主要毒性表现等重要信息。非处方药可以不列毒理研究。

12. 药代动力学　本项内容应当包括药物在体内吸收、分布、代谢和排泄的全过程及其药代动力学参数。如药物的血浆蛋白结合率；用药后吸收与否及生物利用度高低；吸收和排泄快慢及半衰期、特殊的分布如药物是否通过乳汁分泌、是否通过胎盘屏障及血 - 脑屏障；药物在儿童、老年人以及肝肾功能不全的病人体内代谢的特点。

13. 贮藏　指药品的贮存条件，包括温度、湿度、明暗等。此项为药品保存中的一些要求，多数药品均需避光、密闭并在阴凉、干燥处保存。许多生物制品需冷藏或低温保存。变质的药物绝对不能服用。内服和外用的药分开存放，特殊药品要单独存放。

14. 有效期　是指该药品在一定的储存条件下，能够保持质量不变的期限。药品超过有效期或达到失效期后则为过期失效，过期药品绝对不能应用。口服液出现漏液和酸败；片剂出现裂片、变色或霉变；胶囊剂出现粘连、结块；气雾剂喷不出药雾；眼药水开封使用超过 1 个月；消毒敷药包装袋已破损；糖浆剂出现沉淀、混浊、霉变，嗅之有异味，打开后有气泡产生，如果药品出现上述情况，即使在有效期内也不能服用。

15. 生产企业　指生产该药品的企业，包括名称、地址、邮政编码、电话和传真号码及网址（如无网址可不写，此项不保留）。需要强调的是，商标、厂名和生产日期是药品说明书或药品包装盒（瓶签）上必须注明的内容。它表示着药品生产企业对该产品的权利和责任。如遇缺项，即属“三无”药品。药政部门一经查出，即视为伪劣药品予以罚没。

【思考题】

1. 如何判断药品说明书是否合格？

2. 如何正确解读药品说明书，从药品说明书中获取有用的信息？

3. 某同学感冒了，他认为感冒不是什么大病，所以自行去药店买了“新康泰克”、“板蓝根”“阿莫西林”等药品，服用一个多星期后，他的感冒治愈了。通过阅读药品说明书，你认为他的做法好吗？你赞同吗？如果不赞同，请说明理由。

4. 高血压病人，男，57 岁，血压 165/100 mmHg，既往体健，肝肾功能正常，无其

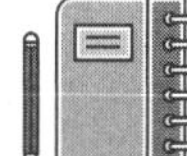

他心血管疾病，拟用卡托普利降压治疗，请依据药品说明书正确指导该病人用药，并告知其在用药过程中应注意哪些事项。

5. 病人男性，39 岁。常于餐后 3 ~ 4h 上腹部胀痛，进食后缓解。经医院检查诊断为十二指肠溃疡，拟用奥美拉唑治疗。请结合药物知识和药品说明书正确指导该病人用药。

（季小莉）

第四章　处方分析

1. 张某，女性，24 岁。重症肌无力伴泌尿系感染，医生处方如下，请分析是否合理，为什么？

Rp：

新斯的明片 15 mg×100

用法：15 mg/次　3 次/天　口服

维生素 B_1 10 mg×60

用法：10 mg/次　3 次/天　口服

阿米卡星注射液 200 mg×10

用法：200 mg/次　2 次/天肌内注射

2. 王某，女性，40 岁。胆石症引起胆绞痛，医生为缓解病人的疼痛，处方如下，请分析该处方是否合理？为什么？

Rp：

硫酸阿托品注射液 0.5 mg×1

用法：0.5 mg/次　立即肌内注射

3. 李某，女，38 岁，近两年来易激惹，常心烦意乱、头痛头晕，诊断为广泛性焦虑症，处方如下，分析是否合理，为什么？

Rp：

地西泮片 2.5 mg×100

用法：10 mg/次　睡前口服

4. 李某，男，16 岁，癫痫复杂部分性发作，服用卡马西平 600 mg/d 治疗，控制良好。近日上呼吸道感染，诊断为链球菌性咽炎，因对青霉素过敏，用红霉素治疗，处方如下，分析是否合理，为什么？

Rp：

红霉素肠溶片 0.25 g×21

用法：0.25 g/次　3 次/天　口服　饭后

5. 李某，男，55 岁，诊断为帕金森病，服用左旋多巴治疗，每次 0.25 g，一日 3 次，出现恶心、呕吐、食欲缺乏。处方如下，分析是否合理，为什么？

Rp：

维生素 B_6 片 10 mg×30

用法：20 mg/次　3 次/天　口服

6. 肖某，女，27 岁。14 岁时出现癫痫强直 - 阵挛性发作，一直服用卡马西平 900 mg/d 治疗，控制良好。最近因攻击邻居被送入医院，诊断为类偏执型精神分裂症。入院后一直不能平静下来，攻击了两名工作人员，表现为急性精神病状态，处方如下，分析是否合理

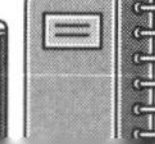

为什么？

Rp：

盐酸氯丙嗪注射液 50 mg×1

用法：50 mg/次　立即深部肌内注射

7. 王某，女，46 岁，诊断为胆绞痛，处方如下，分析是否合理，为什么？

Rp：

盐酸哌替啶注射液 50 mg×1

用法：50 mg/次　肌内注射

硫酸阿托品注射液 0.5 mg×1

用法：0.5 mg/次　肌内注射

8. 肖某，女 61 岁，2 型糖尿病，一直服用甲苯磺丁脲治疗，血糖控制良好。近日感冒，体温 38.5℃、头痛，处方如下，分析是否合理，为什么？

Rp：

甲苯磺丁脲片　0.5 g×100

用法：1 g/次　3 次/天　口服

阿司匹林片　0.3 g×10

用法：0.3 g/次　3 次/天　饭后口服

9. 张某，男，2 岁，因肺炎合并呼吸衰竭，伴有高热。处方如下，分析是否合理，为什么？

Rp：

盐酸洛贝林注射液 3 mg×1

用法：3 mg/次　立即缓慢静脉注射

10. 张某，男，70 岁，高血压并发心力衰竭，慢性阻塞性肺气肿。医生开出以下处方治疗，试分析处方是否合理，为什么？

Rp：

地高辛片 0.125 mg×30

用法：0.125 mg/次　1 次/天　口服

普萘洛尔片 10 mg×100

用法：20 mg/次　3 次/天　口服

氢氯噻嗪片 25 mg×100

用法：25 mg/次　3 次/天　口服

11. 徐某，男，64 岁，劳累后反复发作胸骨后压榨性疼痛 6 个月就诊，医生诊断为冠心病心绞痛，开处方如下，分析是否合理用药，为什么？

Rp：

硝酸甘油片 0.5 mg×30

用法：0.5 mg/次　必要时　口服

氨氯地平片 5 mg×30

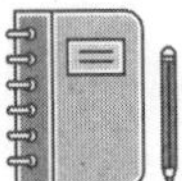

用法：5 mg/次 1 次/天　口服

12. 张某，男性，67 岁。服用地高辛期间出现胸闷、恶心、呕吐、心悸等症状，心电图显示为频发室性期前收缩，医生诊断为强心苷中毒引起室性期前收缩（频发），随给予下列处方治疗，试分析是否合理，并说明理由。

Rp：

苯妥英钠注射液 0.25 mg×2

注射用水 40 ml 稀释用

用法：稀释后 10 min 缓慢静脉注射

13. 张某，女，47 岁，以胸骨后疼痛和呼吸困难为主要症状入院。体格检查所见肝增大，颈静脉怒张，下肢水肿。X 线检查显示：心脏显著增大，心胸比为 0.7。诊断：充血性心力衰竭。下列处方是否合理，并说明选药理由。

Rp：

毒毛旋花苷 K 注射剂 0.25 mg×1

5% 葡萄糖 40 ml

用法：混合后缓慢静脉注射

螺内酯片 20 mg×12

用法：20 mg/次　3 次/天　口服

14. 张某，男，58 岁，患有心力衰竭、肾功能不全、合并泌尿道感染。请分析如下处方用药是否合理？为什么？

Rp：

硫酸庆大霉素注射剂 8 万 U×6

用法：8 万 U　2 次/天　肌内注射

呋塞米注射液　20 mg

5% 葡萄糖氯化钠注射液 500 ml

用法：1 次/天　静脉滴注

15. 张某，男性，20 岁，气喘复发 3 日，有 8 年气喘史。伴有轻度咳嗽，痰成泡沫状，痰量不多。诊断：支气管哮喘。医生为该病人开了下列治疗处方，请分析是否合理？

Rp：

醋酸波尼松片 5 mg×30

用法：5 mg　3 次/天　口服

氨茶碱片 0.1 g×20

用法：0.1 g　3 次/天　口服

溴己新片 8 mg×40

用法：16 mg　3 次/天　口服

16. 李某，男，60 岁，因支气管哮喘入院，病人还伴有高血压及糖尿病。医生处方如下，分析是否合理用药，为什么？

Rp：

0.9% 生理盐水 100 ml

氨茶碱 0.25 g

地塞米松 5 mg

用法：静脉滴注

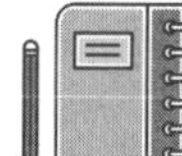

特布他林　2.5 mg×20

用法：2.5 mg　2次/天　口服

17. 刘某，女，33岁，临床诊断：甲亢。开具处方如下，请分析该处方是否合理，为什么？

Rp：

左甲状腺素钠片50 μg×50

用法：50 μg 1次/天　口服

丙硫氧嘧啶片50 mg×60

用法：100 mg　2次/天　口服

利血生片20 mg×48

用法：20 mg　3次/天　口服

普萘洛尔片10 mg×100

用法：10 mg　3次/天　口服

18. 王某，男性，68岁，2型糖尿病病人，因感冒而头痛、体温38.5℃，所开处方如下，分析是否合理？为什么？

Rp：

甲苯磺丁脲片0.5 g×100

用法：1 g　3次/天　口服

阿司匹林片0.3 g×10 g

用法：0.3 g　3次/天　饭后服用

19. 李某，男性，36岁，手术后为制止出血并预防感染使用下列药物。分析下列处方是否合理，为什么？

Rp：

5%葡萄糖注射液500 ml

维生素C注射液2 g

维生素$K_1$20 mg

庆大霉素注射液16万U

用法：将3种药物加入葡萄糖注射液中静脉滴注

20. 李某，女，22岁。患心内膜炎，因有青霉素过敏史，医生开具处方如下，请分析是否合理，为什么？

Rp：

阿奇霉素片0.5 g×10

用法：0.5 g　1次/天　口服

林可霉素注射液0.6 g×6

用法：0.6 g　2次/天　肌内注射

21. 李某，女，70岁，慢性支气管炎病史5年，因着凉病情加重4d，咳嗽、胸闷、痰多、喘息、夜晚不能入睡入院。查体：T 37.5℃，WBC 11×10^9/L，听诊两肺上部可闻及哮鸣音，诊断为慢性支气管炎急性发作。医生开出处方如下，分析是否合理用药，为什么？

Rp：

阿莫西林 0.25 g×20

用法：0.5 mg　3 次/天　口服

氨茶碱　0.2 g×10

用法：0.2 g　3 次/天　雾化吸入

溴己新　8 mg×20

用法：16 mg　3 次/天　雾化吸入

22. 李某，男，22 岁，哮喘复发 3 天，有 8 年哮喘史。伴轻度咳嗽，痰呈泡沫状，量不多。诊断：支气管哮喘。医生开出如下处方，请分析是否合理。

Rp：

醋酸泼尼松片 5 mg×30

用法：5 mg　3 次/天　口服

氨茶碱片 0.1 g×20

用法：0.1 g　3 次/天　口服

溴己新片 8 mg×40

用法：16 mg　3 次/天　口服

23. 李某，男，42 岁，消化性溃疡 2 年余，时轻时重，每当发作严重时就服用奥美拉唑，特点是服药后症状就消失，停药后就严重复发，无明显诱因近半个月加重。诊断：消化性溃疡。处方如下，分析是否合理用药，为什么？

Rp：

奥美拉唑 20 mg×7

用法：20 mg 1 次/天　口服

阿莫西林 0.25 g×40

用法：0.5 mg　3 次/天　口服

24. 徐某，男，28 岁，因与人发生口角后口服大量药物，意识清醒，20 min 后家人发现，立即送到医院急诊。诊断：地西泮急性中毒。处方如下，分析是否合理用药，为什么？

Rp：

硫酸镁 15 g

用法：立即口服

25. 王某，男，55 岁，因近半年来经常出现上腹部隐痛，多在饭后半小时左右发生，没有反酸现象。诊断：胃溃疡。医生开出处方如下，请分析此处方是否合理？并说明理由。

Rp：

雷尼替丁片 0.15 g×50

用法：0.15 g　2 次/天　早、晚饭后服

硫糖铝片 0.25 g×100

用法：1.0 g　4 次/天 饭后 2 h 服用

26. 江某，女，29 岁，妊娠 40 周，阵发性腹部剧痛。医生确定胎儿在 2 h 内可以娩出，为分娩止痛。医生开出下列处方，请分析是否合理？为什么？

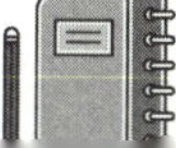

Rp：

盐酸吗啡注射液 10 mg×1

用法：10 mg　立即肌内注射

27. 林某，女性，40 岁，诊断为胆绞痛。医生开出处方如下，分析该处方是否合理？为什么？

Rp：

盐酸哌替啶注射液 50 mg×1

用法：50 mg　肌内注射

硫酸阿托品 0.5 mg×1

用法：0.5 mg　肌内注射

28. 黄某，女，60 岁，近日来经常游走性关节疼痛，诊断为类风湿关节炎。医生开处方如下，分析是否合理，为什么？

Rp：

甲基泼尼松龙 1.0 g×3

5% 葡萄糖 500 ml

用法：1 次/天　静脉滴注

阿司匹林片 0.1 g×100

用法：0.2 g　3 次/天　口服

29. 李某，慢性心功能不全，因食用海产品诱发荨麻疹，医生开写了下列处方，请分析是否合理？为什么？

Rp：

地高辛片 0.25 mg×10

用法：0.25 mg　1 次/天　口服

10% 葡萄糖酸钙注射液 10 ml

25% 葡萄糖注射液 20 ml

用法：混合缓慢静注，立即

氯苯那敏片 4 mg×10

用法：4 mg　3 次/天　口服

30. 孙某，男，68 岁，因双下肢浮肿，胸闷、气急入院，诊断为慢性心功能不全。医生开出处方如下，分析是否合理用药，为什么？

Rp：

地高辛片 0.25 mg×10

用法：0.25 mg　3 次/天　口服

氢氯噻嗪片 25 mg×30

用法：25 mg　3 次/天　口服

泼尼松片 5 mg×30

用法：10 mg　3 次/天　口服

（季小莉）

第二部分　药理学学习指导

第一章　绪　论

一、学习目标

1. 掌握药理学研究内容和任务。
2. 了解药理学发展简史，新药研发的过程。

二、知识要点

1. 药理学　研究药物与机体（包括病原体）相互作用及作用规律的学科。包括：药物效应动力学和药物代谢动力学。

2. 药物效应动力学　研究药物对机体的作用及作用机制，简称药效学。

3. 药物代谢动力学　研究机体对药物的处置过程以及血药浓度随时间变化的规律，简称药动学。

4. 药物　用于预防、诊断、治疗疾病以及计划生育的化学物质。

6. 药理学的发展简史　药物学阶段，药理学的发展，现代药理学。

7. 新药研发的过程

三、复习思考题

（一）名词解释

1. 药物
2. 药效学
3. 药动学

（二）简答题

试述药理学与新药研发的关系。

四、参考答案

（一）名词解释

1. 用于预防、诊断、治疗疾病以及计划生育的化学物质。
2. 研究药物对机体的作用及作用机制，简称药效学。
3. 研究机体对药物的处置过程以及血药浓度随时间变化的规律，简称药动学。

（二）简答题

扫码“练一练”

药理学是一门实验性科学，药理学采用多学科的研究方法，经常应用生理学、生物化学等基础医学的理论和方法及药理学的知识和方法进行研究。运用在新药研发的前三期中，通过药理学探究药物的药理作用，为新药研发提供理论基础，同时为新药上市提供实验数据。

（回景芳）

第二章　药物代谢动力学

一、学习目标

1. 掌握血浆半衰期、首关消除、肝肠循环、肝药酶、肝药酶诱导剂及抑制剂的概念。

2. 掌握零级动力学、一级动力学与药物半衰期的理论和实际意义。

3. 熟悉药物的跨膜转运方式及特点。

4. 了解药物的吸收、分布、生物转化与排泄及其影响因素。

二、知识要点

- 吸收
  - 口服
    - 最常用的给药方法。
    - 影响因素：是否空腹、胃肠道 pH 值、药物的颗粒大小和理化性质、首关消除。
    - 首关消除：有些药物在进入体循环之前首先在胃肠道、肠黏膜细胞和肝脏灭活代谢一部分（主要在肝脏），导致进入体循环的实际药量减少，这种现象称首关消除，也称为首过消除。
  - 吸入
    - 吸收速度快。
    - 影响因素：药物的颗粒大小和肺部的血流量。
  - 舌下给药
    - 吸收快，无首关消除。
    - 影响因素：药物的脂溶性大小和局部的血流量。
  - 局部给药：吸收速度慢。
  - 注射给药
    - 吸收快、起效迅速、无首关消除。
    - 静脉给药没有吸收过程。
- 分布
  - 影响因素
    - 药物与血浆蛋白的结合率。
    - 体液的 pH。
    - 药物的性质。
    - 局部组织血流量和细胞膜屏障。
  - 药物的再分布：药物先向血流量相对多的组织器官分布，然后向血流量相对少的组织器官转移，这种现象称为药物的再分布。

- 代谢（生物转化）
  - 步骤
    - 第一步：氧化、还原、水解。
    - 第二步：结合。
  - 药酶
    - 分类
      - 专一性酶：选择性高，变异性小。
      - 非专一性酶：主要指存在于肝细胞内的肝微粒体混合功能氧化酶系统，简称肝药酶。选择性低，变异性大，酶的活性易发生改变。
    - 影响因素
      - 能增强酶活性的药物称肝药酶诱导剂。
      - 能够减弱酶活性的药物称肝药酶抑制剂。
      - 影响肝药酶活性（增强或减弱）的药物可产生药物之间的相互作用。

- 排泄
  - 药物排泄的途径：肾脏和胆汁。
  - 改变尿液的 pH 值可明显改变弱酸性或弱碱性药物的解离度，从而改变药物在肾小管的重吸收程度。
  - 分泌机制相同的两类药物合用时经同一载体转运可发生竞争性抑制。
  - 肝肠循环：经胆汁排泄到小肠的药物可经肠黏膜细胞吸收，由肝门静脉重新进入全身循环，这种在小肠、肝、胆汁间的循环称作肝肠循环。
  - 其他排泄途径：唾液、乳汁、汗腺及泪液等。

- 速率过程和有关参数
  - 一级动力学
    - 定义：单位时间内，体内药物以恒定的百分比消除，称一级动力学消除，又称恒比消除。
    - 多数药物以一级动力学消除。
  - 零级动力学
    - 定义：单位时间内，体内药物以恒定的量消除，称零级动力学消除，又称恒量消除。
    - 部分药物当体内药量超过机体代谢能力时则为零级动力学消除，降至最大消除能力以下时，则按一级动力学消除。
  - 半衰期（$t_{1/2}$）
    - 血浆药物浓度下降一半所需要的时间。
    - 恒比消除的药物的半衰期是固定不变的。
    - 恒量消除的药物的半衰期与药物初始浓度有关。
  - 连续恒速给药的动力学
    - 一级动力学消除的药物，定时定量反复多次给药经 5 个 $t_{1/2}$ 后所达到的血药浓度称稳态血药浓度（Css）。
    - 一级动力学消除的药物，任何途径给药都需经过 5 个 $t_{1/2}$ 达 Css，停止给药经过 5 个 $t_{1/2}$ 体内药物基本全部消除。
    - 一级动力学消除的药物，当给药时间间隔为一个 $t_{1/2}$ 时，首次剂量加倍可立即达到 Css。为维持 Css 所需剂量称维持量。立即达到有效血药浓度所需要的剂量称负荷量。当给药时间间隔为一个 $t_{1/2}$ 时，负荷量等于 2 倍的维持量。

三、复习思考题

（一）名词解释

1. 首关消除　　2. 肝药酶　　3. 酶抑制药
4. 酶诱导药　　5. 肝肠循环　　6. 血浆半衰期
7. 恒比消除　　8. 恒量消除

（二）填空题

1. 药物的体内过程包括________、________、________、________。
2. 药物自给药部位进入血液循环的过程称药物的________。
3. 消除是指药物经________和________使药理活性消失的过程。
4. 药物生物转化的主要器官是________。
5. 药物排泄的主要器官是________。

（三）是非题

1. 肝、肾功能不良时，药物消除减慢，易出现蓄积中毒。
2. 具有肝肠循环的药物，药物作用时间缩短。
3. 药物若与肝药酶诱导剂合用时，应适当减少剂量。
4. 药物的血浆半衰期指血浆药物浓度下降一半所需的时间。
5. 药物的体内过程包括吸收、分布、生物转化和排泄四个环节。

（四）选择题

1. 吸收是指药物进入
   A. 胃肠道过程　　B. 靶器官过程　　C. 血液循环过程
   D. 细胞内　　E. 细胞外
2. 药物通过血液进入组织间液的过程称
   A. 吸收　　B. 分布　　C. 储存
   D. 排泄　　E. 再分布
3. 代谢药物的主要器官是
   A. 肠黏膜　　B. 肾　　C. 肝
   D. 肌肉　　E. 肺
4. 药物排泄的主要器官是
   A. 肝　　B. 乳腺　　C. 肾脏
   D. 唾液腺　　E. 汗腺
5. 恒比消除的药物一次给药后，约经过几个半衰期，可消除95%以上
   A. 3个　　B. 5个　　C. 6~8个
   D. 9~11个　　E. 2个
6. 首过消除通常发生在何种给药途径时
   A. 口服　　B. 肌内注射　　C. 舌下含服
   D. 静脉注射　　E. 直肠给药
7. 碱化尿液可使弱酸性药物经肾排出

D. 停止　　E. 以上均不是

8. 肝肠循环可使药物

A. 吸收加快　　B. 吸收减慢　　C. 排泄加快

D. 排泄减慢　　E. 排泄不变

9. 决定给药间隔时间的主要依据是

A. 起效速度　　B. 血浆半衰期　　C. 坪值

D. 药物作用强弱　　E. 首过消除

10. 药物吸收最快的给药途径是

A. 吸入　　B. 肌内注射　　C. 口服

D. 灌肠　　E. 皮下注射

11. 药物吸收最慢的给药途径是

A. 吸入　　B. 肌内注射　　C. 口服

D. 经皮　　E. 舌下含服

12. 对胃刺激性大的药物服药时间应在

A. 饭前　　B. 饭后　　C. 空腹

D. 睡时　　E. 晨起

13. 酸性药物在碱性尿液中

A. 解离少，重吸收多，排泄慢

B. 解离少，重吸收少，排泄快

C. 解离多，重吸收少，排泄快

D. 解离多，重吸收多，排泄慢

E. 解离多，重吸收少，排泄慢

14. 药物在体内的转化和排泄统称为

A. 代谢　　B. 消除　　C. 灭活

D. 解毒　　E. 生物利用度

15. 下列关于药物吸收的叙述中错误的是

A. 吸收指药物从给药部位进入血液循环的过程

B. 口服给药通过首过消除而吸收减少

C. 皮下或肌注给药通过毛细血管壁吸收

D. 舌下给药不能避开首过消除

E. 经皮给药除脂溶性大的药物以外不易吸收

16. 与药物吸收无关的因素是

A. 药物的理化性质　　B. 药物的剂型　　C. 给药途径

D. 与血浆蛋白的结合率　　E. 首过消除

17. 首过消除较多的药物不宜

A. 舌下给药　　B. 口服给药　　C. 静脉给药

D. 肌内注射　　E. 吸入给药

18. 药物与血浆蛋白结合率高，则药物的作用

A. 起效快　　B. 起效慢　　C. 维持时间长

D. 维持时间短　　E. 以上都不是

19. 药物与血浆蛋白结合后

A. 效应增强　　B. 效应不变　　C. 分子量变小

D. 代谢减慢　　E. 排泄速度加快

20. 药物在体内的生物转化是指

A. 药物的活化　　B. 药物的灭活　　C. 药物化学结构的变化

D. 药物的消除　　E. 药物的吸收

21. 按恒比消除方式消除的药物，其半衰期

A. 随用药剂量而变　　B. 随给药途径而变　　C. 随血浆浓度而变

D. 随给药次数而变　　E. 固定不变

（五）简答题

1. 何谓药物半衰期？有何临床意义。
2. 何谓药酶诱导剂和药酶抑制剂？有何临床意义？
3. 简述溶液的 pH 值对酸性药物被动转运的影响。

四、参考答案

（一）名词解释

1. 有些药物在进入体循环之前首先在胃肠道、肠黏膜细胞和肝脏灭活代谢一部分，导致进入体循环的实际药量减少，这种现象称首关消除，也称为首过消除。

2. 主要指存在与肝细胞微粒体的肝微粒体混合功能氧化酶系统，简称肝药酶。

3. 能够减弱酶活性的药物称肝药酶抑制剂。

4. 能增强酶活性的药物称肝药酶诱导剂。

5. 经胆汁排泄到小肠的药物可经肠黏膜细胞吸收，由肝门静脉重新进入全身循环，这种在小肠、肝、胆汁间的循环称作肝肠循环。

6. 血浆药物浓度下降一半所需要的时间。

7. 单位时间内，体内药物以恒定的百分比消除，称一级动力学消除，又称恒比消除。

8. 单位时间内，体内药物以恒定的量消除，称零级动力学消除，又称恒量消除。

（二）填空题

1. 吸收、分布、生物转化、排泄　2. 吸收　3. 生物转化、排泄　4. 肝　5. 肾

（三）是非题

1. √　2. ×　3. ×　4. √　5. √

（四）选择题

1. C　2. B　3. C　4. C　5. B　6. A　7. B　8. D　9. B　10. A　11. D　12. B　13. C　14. B　15. D　16. D　17. B　18. C　19. D　20. C　21. E

（五）简答题

1. 血浆半衰期：血浆药物浓度下降一半所需要的时间。意义：①药物分类的依据；②确定给药间隔时间的依据；③预测达到稳态血药浓度的时间；④预测药物基本消除的时间。

2. 凡能增强药酶活性或加速药酶合成的药物称为药酶诱导剂，药酶诱导作用可解释连

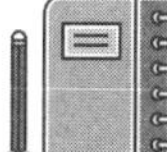

扫码“练一练”

续用药产生的耐受性、交叉耐受性、停药敏化现象、药物相互作用、个体差异等。凡能减弱药敏活性或减少药敏生成的药物称为药敏抑制剂。药敏抑制剂与被药敏代谢的药物合用，使该药物的药理活性增加，作用时间延长。

3. 碱性溶液可增加弱酸性药物的解离，减少其重吸收，促进其排泄；酸性溶液可减少弱酸性药物的解离，增加其重吸收，延缓其排泄。

（回景芳）

第三章 药物效应动力学

一、学习目标

1. 掌握药物的基本作用：药物作用、药理效应、药物作用的两重性、对症治疗、对因治疗、副作用、毒性反应、后遗效应、停药反应、变态反应、特异质反应等。

2. 掌握药物的量效关系：量反应、质反应、最小有效量、极量、半数有效量、半数致死量、效能、效价强度、治疗指数、安全范围。

3. 掌握受体的概念、受体激动药、拮抗药的概念。

4. 熟悉药物作用机制的主要内容。

5. 了解受体的类型及药物与受体相互作用的信号转导。

二、知识要点

- 药物作用的性质和方式
  - 药物作用的性质
    - 药物作用：是指药物对机体细胞间的初始作用。
    - 药理效应：是机体器官原有功能水平的改变，是药物作用的结果。
  - 药物作用的方式
    - 局部作用：药物在给药部位，没有进入血液循环前产生的作用。
    - 吸收作用：又称全身作用，指药物进入血液循环后，随血液到达全身各个部位后产生的作用。

药物作用的选择性：一定的剂量下，药物对机体不同的组织器官在作用性质和作用强度方面的差异。

- 药物作用的两重性
  - 治疗作用
    - 定义：是指药物引起的符合用药目的的作用，有利于改变病人的生理、生化功能或病理过程，使患病的机体恢复正常。
    - 类型：对因治疗，对症治疗，补充治疗。
  - 不良反应
    - 定义：凡不符合用药目的并为病人带来病痛或危害的反应。
    - 类型：副作用，毒性反应，变态反应，继发反应，后遗效应，停药反应，特异质反应，致畸作用。

- 药物剂量与量效关系
  - 剂量－效应关系：药理效应与剂量在一定范围内呈比例，即量效关系。
  - 量效曲线：药理效应为纵坐标，药物剂量或浓度为横坐标作图得量－效曲线。
  - 量反应：药理效应强弱呈连续性增减的变化，可用具体数量或最大反应的百分率表示。
  - 质反应：药理效应表现为反应性质的变化，只能用全或无，阳性或阴性表示

- 药物量效关系
  - 效能：药物产生最大效应的能力。
  - 效价强度：能引起等效反应的药物相对浓度或剂量。
  - 最小有效量，极量，致死量，半数有效量，半数致死量，治疗指数（TI），
- 受体
  - 调节
    - 受体脱敏：或称向下调节，是指在长期使用一种受体激动药后，组织或细胞对激动药的敏感性和反应性下降的现象。
    - 受体增敏：或称向上调节，指受体长期反复与受体拮抗药接触产生的受体数目增加或对药物的敏感性升高。
  - 作用于受体的药物
    - 激动药：与受体既有亲和力又有内在活性药物。
    - 部分激动药：与受体有亲和力，但内在活性较弱的药物。
    - 拮抗药：与受体有亲和力，而无内在活性的药物。
    - 竞争性拮抗药：与激动药竞争同一受体的拮抗药。
    - 非竞争性拮抗药：与激动剂作用于同一受体，但结合牢固，分解慢或是不可逆的，或作用于相互关联的不同受体。

三、复习思考题

（一）名词解释

1. 治疗作用　2. 对因治疗　3. 对症治疗
4. 选择性作用　5. 不良反应　6. 副作用
7. 毒性反应　8. 后遗效应　9. 继发反应
10. 停药反应　11. 量反应　12. 质反应
13. 最小有效量　14. 极量　15. 半数有效量
16. 半数致死量　17. 治疗指数　18. 安全范围
19. 受体阻断药　20. 受体激动药

（二）是非题

1. 药物的治疗作用和副反应是可以相互转化的。
2. 变态反应是由于用药剂量过大所致，减少剂量可避免。
3. 药物的 LD_{50} 越小，该药物的毒性就越小。
4. 在一定范围之内，随药物剂量的增加，药物效应增强。

（三）选择题

1. 药物的基本作用是
   A. 生理功能与生化代谢增强　B. 生理功能与生化代谢减弱
   C. 兴奋作用与抑制作用　D. 产生新的功能
   E. 局部作用
2. 药物的效能反映药物的
   A. 内在活性　B. 效应强度　C. 阈值
   D. 亲和力　E. 量－效关系
3. 药物是受体的阻断剂还是激动剂取决于药物的
   A. 剂量　B. 内在活性　C. 效价
   D. 与受体的亲和力　E. 剂型

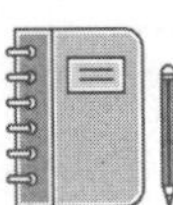

4. 长期应用广谱抗菌药时，引起“二重感染”为

A. 毒性反应　　B. 继发反应　　C. 变态反应

D. 医源性感染　　E. 副作用

5. 药物的过敏反应与何种因素有关

A. 药物剂量　　B. 年龄　　C. 用药时间

D. 病人体质　　E. 给药方式

6. 甲药的 LD_{50} 比乙药小，则说明

A. 甲药毒性比乙药大　　B. 甲药毒性比乙药小　　C. 甲药作用比乙药大

D. 甲药作用比乙药小　　E. 甲药与乙药无差别

7. 胃溃疡病人口服碳酸氢钠治疗是发挥该药的何种作用类型

A. 局部作用　　B. 吸收作用　　C. 毒性作用

D. 副作用　　E. 继发反应

8. 用药的目的在于改善疾病症状的称为

A. 对因治疗　　B. 对症治疗　　C. 化学治疗

D. 局部治疗　　E. 全身治疗

9. 副作用是指

A. 与治疗目的无关的作用

B. 用药量过大或用药时间过久引起的

C. 用药后给患者带来的不舒适的反应

D. 在治疗剂量出现与治疗目的无关的作用

E. 停药后，残存药物引起的反应

10. 药物产生副作用的药理基础是

A. 药物的剂量太大　　B. 药物代谢慢　　C. 用药时间过久

D. 药物作用的选择性低　　E. 机体对药物反应敏感

11. 副反应是在下列哪一用药剂量时出现的不良反应

A. 治疗量　　B. 小于治疗量　　C. 大于治疗量

D. 极量　　E. 半数有效量

12. 连续多次用药后机体对药物的反应性降低称为

A. 耐受性　　B. 耐药性　　C. 生理依赖性

D. 反跳现象　　E. 特异质反应

13. 受体拮抗药（阻断药）的特点是

A. 无亲和力，无内在活性

B. 有亲和力，有内在活性

C. 有亲和力，有较弱的内在活性

D. 有亲和力，无内在活性

E. 无亲和力，有内在活性

14. 以数量（或可测量值）分级表示的药理效应是

A. 质反应　　B. 量反应　　C. 毒性反应

D. 不良反应　　E. 特异质反应

15. 可以用来表示药物安全性的是

A. 最小有效量　B. 极量　C. 安全范围

D. 半数致死量　E. 半数有效量

16. 下列哪个参数是药物的安全性最佳评价指标

A. 最小有效量　B. 极量　C. 治疗指数

D. 半数致死量　E. 半数有效量

17. 药物的治疗指数是指

A. ED_{95}/LD_{5}的比值　B. ED_{90}/LD_{10}的比值　C. ED_{50}/LD_{50}的比值

D. LD_{50}/ED_{50}的比值　E. ED_{50}与LD_{50}之间的距离

18. 治疗指数最大的药物是

A. A 药 $LD_{50}=50$ mg，$ED_{50}=50$ mg

B. B 药 $LD_{50}=100$ mg，$ED_{50}=50$ mg

C. C 药 $LD_{50}=500$ mg，$ED_{50}=250$ mg

D. D 药 $LD_{50}=50$ mg，$ED_{50}=10$ mg

E. E 药 $LD_{50}=100$ mg，$ED_{50}=25$ mg

19. 注射阿托品治疗胃肠绞痛，引起口干作用称为

A. 毒性反应　B. 副反应　C. 治疗作用

D. 变态反应　E. 后遗效应

20. 链霉素所致的永久性耳聋，是药物的

A. 变态反应　B. 继发反应　C. 副反应

D. 毒性反应　E. 后遗效应

21. 应用庆大霉素治疗泌尿道感染属于

A. 对因治疗　B. 对症治疗　C. 预防作用

D. 局部治疗　E. 全身治疗

（四）简答题

何谓药物作用的选择性？选择性作用有何意义？

四、参考答案

（一）名词解释

1. 指药物引起的符合用药目的的作用，有利于改变患者的生理、生化功能或病理过程，使患病的机体恢复正常。

2. 用药目的在于消除原发致病因子，彻底治愈疾病，称对因治疗，或称治本。

3. 用药目的在于改善症状，称对症治疗，或称治标。

4. 在一定的剂量下，药物对机体不同的组织器官在作用性质和作用强度方面的差异。

5. 凡不符合用药目的并为患者带来病痛或危害的反应。

6. 在治疗剂量下，药物产生与治疗目的无关的其他效应，可以预知，可以对抗，还可以随治疗目的改变而改变。

7. 药物剂量过大或用药时间太长，药物在体内蓄积过多发生的危害性反应。包括急性毒性、慢性毒性和致癌、致畸、致突变等。

8. 停药后血浆药物浓度已降至阈浓度以下时残存的药理效应。

9. 由药物治疗作用直接引起的不良后果。

10. 突然停药原有的疾病加剧。

11. 药理效应强弱呈连续性增减的变化，可用具体数量或最大反应的百分率表示。

12. 药理效应表现为反应性质的变化，只能用全或无，阳性或阴性表示。

13. 亦称阈剂量，药物产生最小效应的剂量。

14. 最大治疗量。引起最大效应而不会中毒的最大治疗量。

15. 引起半数试验动物反应的药物剂量。

16. 药物引起半数试验动物死亡的剂量。

17. 半数致死量和半数有效量的比值。

18. 最小有效量和最小中毒量之间的距离。其值越大越安全。

19. 与受体有亲和力，而无内在活性的药物。

20. 与受体既有亲和力又有内在活性药物。

（二）是非题

1. √　2. ×　3. ×　4. √

（三）选择题

1. C　2. A　3. B　4. B　5. D　6. A　7. A　8. B　9. D　10. D　11. A　12. A

13. D　14. B　15. C　16. C　17. D　18. D　19. B　20. D　21. A

（四）简答题

选择性作用：在一定的剂量下，药物对机体不同的组织器官在作用性质和作用强度方面的差异。

意义：在理论上可作为药物分类的基础，在应用上是临床选药治疗疾病的依据。选择性高的药物一般针对性强，不良反应少，但应用范围窄；而选择性低的药物则相反。药物作用的选择性是相对的，随着用药剂量的增大，药物作用的选择性会降低，不良反应增多。

扫码“练一练”

（回景芳）

第四章　影响药物作用的因素和合理用药

一、学习目标

掌握药物因素、机体因素和其他因素等对药物效应的影响。

二、知识要点

机体方面因素
- 生理因素：年龄、体重、性别、个体差异。
- 心理因素：精神因素的作用及安慰剂在新药研究中的作用。
- 病理因素：心脏疾病、肝脏疾病、肾脏疾病、胃肠疾病、营养不良、酸碱平衡失调、电解质紊乱。
- 遗传因素：遗传的基因组成差别构成了机体对药物反应性的差异。

药物方面因素
- 药物剂型：水溶液 > 油溶液 > 混悬液。
溶液 > 片剂 > 胶囊。
- 给药途径：静脉注射 > 吸入 > 肌内注射 > 皮下注射 > 口服 > 直肠给药 > 经皮给药。
- 联合用药：充分发挥各个药物的药理作用，达到最好的疗效和最低不良反应。
- 配伍禁忌：指药物在体外配伍直接发生物理或化学反应而影响药物疗效或毒性反应。
- 药物相互作用：两种及两种以上药物合用产生的药物代谢动力学或（和）药效学相互作用。协同、拮抗等作用。

机体对药物反应的因素
- 致敏反应：致敏原。
- 快速耐受性：药物在短时间内反复应用数次后药效递减直至消失。
- 耐受性：指连续用药后机体对药物的反应强度降低。
- 依赖性与药物滥用：指长期用药后患者对药物产生主观和客观上需要连续用药的现象。仅产生精神依赖性停药后可出现习惯性，若既产生精神依赖还有身体依赖，停药可产生戒断症状者，称为成瘾性。
- 耐药性：指病原体及肿瘤细胞等对化学治疗药物的敏感性降低，也称抗药性。

三、复习思考题

（一）名词解释

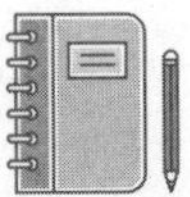

1. 耐受性
2. 耐药性

（二）选择题

1. 病原微生物对药物的反应性降低称为

   A. 耐受性　　B. 耐药性　　C. 身体依赖性

   D. 反跳现象　　E. 特异质反应

2. 耐受性是指

   A. 病原体对药物的反应性降低

   B. 机体对药物的反应性增强

   C. 机体对药物的反应性降低

   D. 机体对药物产生精神依赖性

   E. 机体对药物产生身体依赖性

3. 影响药物作用的因素有

   A. 药物剂量　　B. 给药途径　　C. 给药时间

   D. 病人精神状态　　E. 以上都是

4. 关于口服给药错误的描述是

   A. 是最常用的给药途径　　B. 方便、安全　　C. 适用于首过消除多的药物

   D. 不适用于昏迷患者　　E. 不适用于对胃刺激大的药物

5. 休克病人宜采用的给药方法是

   A. 肌内注射　　B. 静脉给药　　C. 口服给药

   D. 皮下注射　　E. 经皮给药

6. 最常用的用药途径是

   A. 静脉注射　　B. 雾化吸入　　C. 肌内注射

   D. 皮下注射　　E. 口服

7. 常用舌下给药的药物是

   A. 阿司匹林　　B. 硝酸甘油　　C. 维拉帕米

   D. 链霉素　　E. 苯妥英钠

8. 肾功能不良时，用药时需要减少剂量的是

   A. 所有的药物　　B. 主要从肾排泄的药物　　C. 主要在肝代谢的药物

   D. 胃肠道很少吸收的药物　　E. 主要经胆道排泄的药物

9. 肝功能不良时，下列哪类药物需要减少剂量或禁用

   A. 所有的药物　　B. 主要由肾排泄的药物　　C. 主要在肝生物转化的药

   D. 胃肠道很少吸收的药物　　E. 肝肠循环量少的药物

（三）简答题

影响药物作用的因素有哪些？对指导临床用药有何实际影响？

四、参考答案

（一）名词解释

1. 耐受性：指连续用药后机体对药物的反应强度降低。

2. 耐药性：指病原体及肿瘤细胞等对化学治疗药物的敏感性降低，也称抗药性

扫码“练一练”

（二）选择题

1. B　2. C　3. E　4. C　5. B　6. E　7. B　8. B　9. C

（三）简答题

①药物方面的因素：药物剂量，药物制剂，给药途径，给药时间和次数，疗程，联合用药。②机体方面的因素：年龄，体重，性别，病理状态，营养因素，心理因素，遗传因素，耐受性，耐药性，药物依赖性，停药反跳。

临床应用时，应对各种可能影响药物作用因素加以考虑，根据患者具体情况，选择合适药物，采用适合的治疗方案，努力做到合理用药。

（回景芳）

第五章　传出神经系统药理概论

一、学习目标

1. 掌握传出神经受体的分类、受体的分布及效应。
2. 熟悉传出神经系统药物的作用方式。
3. 了解传出神经系统药物的分类。

二、知识要点

- 传出神经按递质分类
  - 胆碱能神经
    - 能合成 ACh，兴奋时从末梢释放 ACh。
    - 全部交感神经和副交感神经的节前纤维；全部副交感神经的节后纤维；运动神经；极少数交感神经节后纤维，如支配汗腺的分泌神经和骨骼肌的血管舒张神经。
  - 去甲肾上腺素能神经
    - 能合成 NA，兴奋时能释放 NA。
    - 包括几乎全部交感神经节后纤维。

- 传出神经系统受体
  - 胆碱受体
    - M 受体：M_1、M_2、M_3、M_4、M_5。
    - N 受体：N_N、N_M。
  - 肾上腺素受体
    - α 受体：α_1、α_2。
    - β 受体：β_1、β_2、β_3。

- 传出神经系统药物的作用方式和分类
  - 作用方式
    - 直接作用于受体：受体激动药、受体阻断药。
    - 间接作用于受体：①影响递质的生物合成；②影响递质的转化；③影响递质的释放、转运和贮存。
  - 传出神经系统药物的分类
    - 拟似药
      - 胆碱受体激动药：①M 受体激动药；②N 受体激动药；③M，N 受体激动药；④胆碱酯酶抑制药。
      - 肾上腺素受体激动药：①α、β 受体激动药；②α 受体激动药；③β 受体激动药。
    - 拮抗药
      - 胆碱受体阻断药：①M 受体阻断药；②N_N 受体阻断药；③N_M 受体阻断药。
      - 肾上腺素受体阻断药：①α、β 受体阻断药；②α 受体阻断药；③β 受体阻断药。

三、复习思考题

（一）选择题

1. M 样作用是指
   A. 神经节兴奋，肾上腺髓质分泌
   B. 心脏兴奋，血管扩张，平滑肌松弛，瞳孔扩大
   C. 心脏抑制，血管扩张，平滑肌收缩，瞳孔缩小，腺体分泌
   D. 心脏兴奋，血管扩张，支气管平滑肌松弛
   E. 骨骼肌收缩
2. 激动 α 受体会出现下列哪种作用
   A. 血管扩张　B. 血管收缩　C. 平滑肌松弛
   D. 瞳孔缩小　E. 腺体分泌
3. β 受体兴奋可引起
   A. 心脏兴奋，皮肤黏膜和内脏血管收缩
   B. 心脏兴奋，血压下降，瞳孔缩小
   C. 支气管收缩，冠状血管扩张
   D. 代谢率增高，支气管扩张，瞳孔缩小
   E. 心脏兴奋，支气管扩张，糖原分解
4. 下列哪种表现与 β 受体兴奋效应无关
   A. 支气管平滑肌松弛　B. 肾素分泌　C. 心脏兴奋
   D. 瞳孔扩大　E. 脂肪分解
5. 去甲肾上腺素能神经兴奋时释放的主要递质是
   A. 乙酰胆碱　B. 去甲肾上腺素　C. 组胺
   D. 多巴胺　E. 异丙肾上腺素
6. 下列受体与其激动剂搭配正确的是
   A. α 受体—去甲肾上腺素　B. $β_2$受体—肾上腺素
   C. M 受体—烟碱　D. N 受体—毛果芸香碱
   E. $α_1$受体—异丙肾上腺素
7. $β_1$受体主要分布在
   A. 血管　B. 心脏　C. 平滑肌
   D. 腺体　E. 骨骼肌
8. 由神经末梢释放的去甲肾上腺素主要的灭活方式是
   A. 被水解酶破坏
   B. 被单胺氧化酶破坏
   C. 被胆碱酯酶破坏
   D. 被重新摄取入神经末梢内
   E. 被儿茶酚氧位甲基转移酶破坏
9. $β_2$受体主要分布在
   A. 胃肠道平滑肌　B. 子宫平滑肌　C. 支气管和血管平滑肌

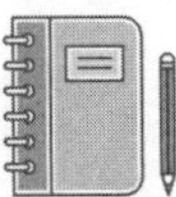

D. 心肌　　　　　　　　E. 骨骼肌

（二）简答题

简述传出神经系统药物的基本作用。

四、参考答案

（一）选择题

1. C　2. B　3. E　4. D　5. B　6. A　7. B　8. D　9. C

二、简答题

①直接作用于受体。②影响递质的释放、转运、贮存和转化。

（赵　超）

扫码“看一看”

扫码“练一练”

第六章　胆碱受体激动药和胆碱酯酶抑制药

一、学习目标

1. 掌握毛果芸香碱药理作用和临床应用。
2. 掌握新斯的明的药理作用和临床应用。
3. 掌握有机磷酸酯类中毒的机理和胆碱酯酶复活药的作用机制。
4. 熟悉有机磷酸酯类急性中毒的中毒症状。

二、知识要点

毛果芸香碱
- 作用机制：选择性激动 M 胆碱受体，尤其对眼和腺体作用明显。
- 药理作用：缩瞳，降低眼内压，调节痉挛。增加汗腺、唾液腺的分泌。
- 临床应用：青光眼；与扩瞳药交替使用，可防止虹膜炎粘连。
- 不良反应：过量可出现 M 胆碱受体过度兴奋症状。滴眼时应压迫内眦。

新斯的明
- 易逆性胆碱酯酶抑制药。
- 药理作用：对腺体、眼、心血管及支气管平滑肌作用弱；对骨骼肌及胃肠平滑肌兴奋作用较强。对骨骼肌作用最强。
- 临床应用：重症肌无力；术后腹气胀及尿潴留；阵发性室上性心动过速；肌松药中毒解救。
- 不良反应：治疗量应用不良反应较少。过量可产生的恶心、呕吐、腹痛、心动过缓等 M 样症状和肌肉震颤等 N 样症状，严重者可致肌无力加重，称“胆碱能危象”。

有机磷酸酯类
- 难逆性胆碱酯酶抑制药。
- 中毒机制：持久抑制胆碱酯酶，使体内乙酰胆碱大量积聚而引起一系列中毒症状。
- 急性中毒症状
  - M 样症状：恶心、呕吐、腹痛、腹泻、大小便失禁、瞳孔缩小、视力模糊、呼吸道分泌物增加，呼吸困难，严重时可发生肺水肿，血压下降，心率减慢等。
  - N 样症状：N_M 受体激动出现肌肉震颤、抽搐，严重者出现肌无力、呼吸肌麻痹，N_N 受体激动引起心动过速、血压升高。
  - 中枢症状：先兴奋后抑制、躁狂不安、谵妄、昏迷、窒息。

有机磷酸酯类
- 急性中毒的治疗
  - 清除毒物：①迅速清除体内、外毒物；②积极进行对症治疗；③尽早使用特异性解毒药解救。
  - 解毒药物
    - M 受体阻断药：阿托品。
    - 胆碱酯酶复活药：碘解磷定、氯解磷定。

三、复习思考题

（一）选择题

1. 毛果芸香碱是

A. α 受体激动药　　B. α 受体阻断药　　C. M 受体阻断药

D. M 受体激动药　　E. β 受体激动药

2. 毛果芸香碱滴眼可引起

A. 缩瞳，升高眼内压，调节痉挛

B. 缩瞳，降低眼内压，调节痉挛

C. 缩瞳，降低眼内压，调节麻痹

D. 扩瞳，升高眼内压，调节麻痹

E. 扩瞳，升高眼内压，调节痉挛

3. 毛果芸香碱的主要应用是治疗

A. 重症肌无力　　B. 青光眼　　C. 胃肠绞痛

D. 阵发性心动过速　　E. 尿潴留

4. 新斯的明属于何类药物

A. M 受体阻断药　　B. N_N受体阻断药　　C. N_M受体阻断药

D. 胆碱酯酶抑制药　　E. 胆碱酯酶复活药

5. 新斯的明的哪项作用最强大

A. 对心脏的抑制作用　　B. 促进腺体分泌作用　　C. 对眼睛的作用

D. 对中枢神经的作用　　E. 骨骼肌兴奋作用

6. 治疗重症肌无力应选用

A. 地西泮　　B. 筒箭毒碱　　C. 新斯的明

D. 毒扁豆碱　　E. 琥珀胆碱

7. 下列哪项属于新斯的明的禁忌证

A. 术后腹气胀　　B. 重症肌无力　　C. 术后尿潴留

D. 阵发性室上性心动过速　E. 尿路梗阻

8. 急性有机磷中毒症状不属于 M 样症状的是

A. 腹痛腹泻　　B. 流涎　　C. 瞳孔缩小

D. 尿失禁　　E. 肌肉颤动

9. 抢救中、重度有机磷酸酯中毒最好选用

A. 阿托品　　B. 阿托品 + 山莨菪碱　　C. 解磷定

D. 解磷定 + 氯解磷定　　E. 阿托品 + 氯解磷定

A. 阿托品　　B. 氯解磷定　　C. 毛果芸香碱
D. 毒扁豆碱　　E. 新斯的明

（二）简答题

1. 试述新斯的明治疗重症肌无力的作用机制。
2. 试述有机磷酸酯类急性中毒的解救措施。
3. 解救有机磷中毒为什么需合用阿托品和胆碱酯酶复活药？

四、参考答案

扫码“看一看”

（一）选择题

1. D　2. B　3. B　4. D　5. E　6. C　7. E　8. E　9. E　10. B

（二）简答题

1. 新斯的明对骨骼肌有强大的兴奋作用，这是因为：①通过抑制胆碱酯酶，使乙酰胆碱堆积，而兴奋骨骼肌细胞膜上 N_2 受体；②直接激动骨骼肌细胞的 N_2 受体；③促进运动神经末梢释放乙酰胆碱。常用于治疗重症肌无力。

扫码“练一练”

2. ①清除毒物；②解毒药物：M 受体阻断药；胆碱酯酶复活药：碘解磷定、氯解磷定。

3. 阿托品能迅速对抗体内乙酰胆碱的毒蕈碱样作用。因对 N 受体无明显作用，对中度或重度中毒病人，必须采用阿托品与胆碱酯酶复活药合并应用的治疗措施。胆碱酯酶复活药可以恢复胆碱酯酶的活性，迅速水解累积的乙酰胆碱，解除 N 样症状。

（赵　超）

第七章　胆碱受体阻断药

一、学习目标

1. 掌握阿托品的作用、用途和不良反应。
2. 熟悉山莨菪碱、东莨菪碱的作用特点。
3. 了解阿托品的合成代用品的作用特点。
4. 了解 N_N胆碱受体阻断药和 N_M胆碱受体阻断药的作用特点和主要用途。

二、知识要点

- 阿托品
  - 药理作用
    - 抑制腺体分泌，以汗腺、唾液腺明显；
    - 眼：扩瞳、升高眼内压、调节麻痹；
    - 松弛平滑肌；
    - 影响心脏、血管：心率加快、扩张血管；
    - 兴奋中枢神经。
  - 临床应用
    - 内脏绞痛；
    - 盗汗、流涎症；麻醉前给药，抑制腺体分泌；
    - 验光配镜，检查眼底，虹膜睫状体炎；
    - 缓慢型心律失常；
    - 感染性休克；
    - 解救有机磷农药中毒。
  - 不良反应
    - 口干、视力模糊、心率加快、瞳孔扩大及皮肤潮红。
    - 阿托品中毒解救主要为对症治疗。
    - 青光眼及前列腺肥大者禁用。
- 东莨菪碱
  - 治疗剂量可引起中枢神经系统抑制，表现为困倦、遗忘、疲乏、少梦、快动眼睡眠（REM）相缩短等。
  - 主要用于麻醉前给药，尚可用于晕动病、帕金森病的治疗。
  - 外周作用与阿托品相似，仅在作用强度上略有差异。禁忌证同阿托品。
- 山莨菪碱
  - 人工合成品称 654－2。
  - 对血管平滑肌和内脏平滑肌的解痉作用选择性较高。
  - 主要用于感染性休克，也可用于内脏绞痛，如胃肠平滑肌痉挛、胆道疼痛等。
  - 不良反应和禁忌证与阿托品相似，但毒性较低。

三、复习思考题

（一）选择题

1. 阿托品是

A. M 受体阻断药　B. M 受体兴奋药　C. N_N受体阻断药

D. N_M受体阻断药　E. β 受体阻断药

2. 下列哪一项不是阿托品对机体的作用

A. 兴奋心脏　B. 减少汗液分泌　C. 促进胃酸分泌

D. 松弛平滑肌　E. 扩瞳

3. 有关阿托品药理作用的叙述，错误的是

A. 抑制腺体分泌　B. 扩张血管改善微循环　C. 中枢抑制作用

D. 松弛内脏平滑肌　E. 升高眼内压，调节麻痹

4. 对阿托品描述错误的是

A. 使腺体分泌增加　B. 可用于胃肠绞痛　C. 不能用于青光眼患者

D. 大剂量可扩张血管　E. 能加快心率

5. 阿托品滴眼可引起

A. 扩瞳，眼内压升高，调节痉挛

B. 扩瞳，眼内压降低，调节痉挛

C. 扩瞳，眼内压升高，调节麻痹

D. 缩瞳，眼内压升高，调节麻痹

E. 缩瞳，眼内压降低，调节痉挛

6. 治疗胃肠绞痛最好选用

A. 毛果芸香碱　B. 山莨菪碱　C. 阿托品

D. 新斯的明　E. 阿司匹林

7. 有关阿托品的各项叙述，错误的是

A. 阿托品可用于各种内脏绞痛

B. 可用于治疗前列腺肥大

C. 对窦性心动过缓有较好的疗效

D. 可用于全麻前给药以制止腺体分泌

E. 能解救有机磷酸酯类中毒

8. 治疗胆绞痛、肾绞痛首选

A. 阿托品　B. 山莨菪碱　C. 阿托品 + 哌替啶

D. 阿司匹林　E. 吗啡

9. 阿托品可用于下列哪种休克

A. 感染性休克　B. 失血性休克　C. 过敏性休克

D. 神经源性休克　E. 创伤性休克

10. 阿托品抗感染中毒性休克的主要原因是

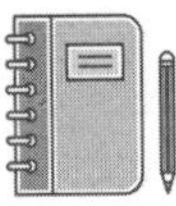

A. 抗菌、抗毒素作用，消除休克的病因

B. 抑制迷走神经，兴奋心脏，升高血压

C. 扩张血管，改善微循环

D. 扩张支气管，缓解呼吸困难

E. 兴奋中枢，对抗中枢抑制

11. 阿托品禁用于青光眼的主要原因是

A. 缩瞳，降低眼压　B. 缩瞳，升高眼压　C. 扩瞳，时间持久

D. 扩瞳，降低眼压　E. 扩瞳，升高眼压

12. 阿托品禁用于

A. 虹膜睫状体炎　B. 青光眼　C. 验光

D. 心动过缓　E. 胆绞痛

（二）简答题

1. 试述阿托品的药理作用和临床应用。

2. 阿托品的人工合成代用品有哪些特点？

四、参考答案

（一）选择题

1. A　2. C　3. C　4. A　5. C　6. B　7. B　8. C　9. A　10. C　11. E　12. B

（二）简答题

扫码“看一看”

1. ①药理作用：抑制腺体分泌，以汗腺、唾液腺明显；眼：扩瞳、升高眼内压、调节麻痹；松弛平滑肌；兴奋心脏；扩张血管；兴奋中枢神经。②临床应用：内脏绞痛；盗汗、流涎症；麻醉前给药；验光配镜，检查眼底，虹膜睫状体炎；缓慢型心律失常；感染性休克；有机磷中毒。

扫码“练一练”

2. ①合成扩瞳药：属于人工合成的短效 M 受体阻断药，对眼的作用与阿托品相似，扩瞳、调节麻痹作用持续时间短，适于检查眼底和验光，但儿童验光仍用阿托品。②合成解痉药能选择性阻断胃肠平滑肌上的 M 受体，可解除胃肠痉挛、抑制胃液分泌。溴丙胺太林（普鲁本辛），其特点是脂溶性低，口服吸收差，不易透过血 - 脑屏障。解痉作用强而持久，并能抑制胃酸分泌。

（赵　超）

第八章　肾上腺素受体激动药

一、学习目标

1. 掌握肾上腺素、去甲肾上腺素、异丙肾上腺素、多巴胺的药理作用、临床应用、主要不良反应。

2. 熟悉间羟胺、麻黄碱的作用特点。

3. 了解肾上腺素受体激动药的分类。

二、知识要点

肾上腺素
- 口服无效，注射给药。主要激动 α、β 受体。
- 药理作用
  - 心脏：激动心脏 β_1 受体，心脏兴奋，收缩力、传导性、自律性都增强，心排出量和耗氧都增加；
  - 血管：激动血管 α 受体，使皮肤黏膜、内脏血管显著收缩；激动冠脉和骨骼肌血管 β_2 受体，使血管舒张；
  - 血压：小剂量和治疗量使收缩压升高，舒张压不变或下降，脉压增大；大剂量使收缩压和舒张压均升高；
  - 激动支气管平滑肌的 β_2 受体，舒张支气管平滑肌，尤其对处于痉挛状态的支气管平滑肌，解痉作用更明显；
  - 使糖原和脂肪分解，血糖和游离脂肪酸增加，细胞耗氧量增加。
- 临床应用
  - 心脏骤停；
  - 过敏性休克；
  - 支气管哮喘急性发作；
  - 局部用于鼻黏膜和齿龈止血；
  - 与局麻药合用，以延缓局麻药吸收而延长作用时间，减少局麻药吸收中毒。
- 不良反应
  - 心悸、不安、面色苍白、头痛、震颤等。
  - 剂量大或注射过快，可致心律失常或血压骤升。
  - 禁用于器质性心脏病、高血压、冠状动脉病变、甲状腺功能亢进病人。
  - 慎用于老年和糖尿病病人。

- 麻黄碱
  - 性质稳定，可口服。主要激动 α、β 受体。
  - 药理作用
    - 直接激动 α、β 肾上腺素受体，且促进去甲肾上腺素释放而产生间接拟肾上腺素作用；
    - 收缩血管、兴奋心脏、升高血压及松弛支气管平滑肌作用都较肾上腺素弱而持久；
    - 中枢兴奋作用较显著；
    - 对代谢影响微弱。
  - 临床应用
    - 轻症支气管哮喘及预防哮喘发作；
    - 防止硬膜外麻醉和腰麻引起的低血压；
    - 治疗充血性鼻塞。
  - 不良反应：剂量过大时或对其敏感者可引起震颤、焦虑、失眠。
- 多巴胺
  - 口服无效，静脉给药。不易透过血－脑屏障。激动 DA、α、β 受体。
  - 药理作用
    - 小剂量：主要激动血管的 D_1 受体，而产生血管舒张效应；
    - 剂量略高：由于激动心肌 β_1 受体和促进去甲肾上腺素释放，表现为正性肌力作用，可使收缩压和脉压上升，但不影响或略增加舒张压，总外周阻力常不变；
    - 大剂量：则激动 α_1 受体使血管收缩、肾血流量和尿量减少。
  - 临床应用：抗休克，对于伴有心收缩力减弱及尿量减少者较为适宜，治疗时应注意补充血容量及纠正酸中毒。本药尚可与利尿药合用治疗急性肾功能衰竭。
  - 不良反应：剂量过大或滴注过快可出现呼吸困难、心动过速、心律失常和肾血管收缩引起的肾功能下降等。
- 去甲肾上腺素
  - 口服无效，皮下或肌内注射吸收很少，主要由静脉滴注给药。
  - 作用机制：激动 α_1、α_2 受体，对 β_1 受体激动作用较弱，对 β_2 受体几无作用。
  - 药理作用
    - 收缩血管：激动血管 α_1 受体，使血管，特别是小动脉和小静脉收缩。以皮肤黏膜血管收缩最明显，其次是肾脏血管，对脑、肝、肠系膜，甚至骨骼肌血管都有收缩作用。
    - 升高血压
      - 小剂量使外周血管收缩，心脏兴奋，收缩压和舒张压升高，脉压略加大。
      - 较大剂量时血管强烈收缩，外周阻力明显增高，使血压明显升高且脉压变小。
  - 临床应用：早期神经源性休克，嗜铬细胞瘤切除后；药物中毒时的低血压。
  - 不良反应
    - 静滴时间长，浓度高或药液漏出血管外，可引起局部缺血坏死。
    - 剂量大或滴注时间长可使肾脏血管剧烈收缩，引起急性肾功能衰竭。
    - 禁用于高血压、动脉硬化症、器质性心脏病、无尿病人以及孕妇。
- 间羟胺
  - 激动 α_1、α_2 肾上腺素受体。
  - 既能直接对肾上腺素受体的激动作用，也能通过释放 NA 而发挥的间接作用。
  - 主要作用是收缩血管、升高血压，升压作用比 NA 弱、缓慢而持久。
  - 临床用于早期休克或其他低血压状态。

异丙肾上腺素
- 作用机制：激动 β_1、β_2 受体作用强，对 α 受体几无作用。
- 药理作用
  - 心脏：激动 β_1 受体，表现为正性肌力作用、正性频率作用和传导加速。
  - 血管：激动 β_2 受体，舒张骨骼肌血管，对肾血管和肠系膜血管的舒张作用较弱，对冠状动脉也有舒张作用。
  - 血压：由于心脏兴奋和血管舒张，故收缩压升高或不变而舒张压略下降，脉压增大。
  - 平滑肌：激动 β_2 受体，舒张平滑肌，特别对处于紧张状态的支气管、平滑肌具有舒张作用。
  - 中枢：在治疗量时，中枢兴奋作用不明显。

异丙肾上腺素
- 临床应用：心搏骤停、房室传导阻滞、支气管哮喘急性发作。
- 不良反应
  - 常见有心悸、头痛、皮肤潮红等，过量可致心律失常甚至室颤。
  - 禁用于心绞痛、心肌梗死、甲状腺功能亢进及嗜铬细胞瘤病人。

三、复习思考题

（一）选择题

1. 治疗青霉素过敏性休克应首选
   A. 去甲肾上腺素　B. 阿托品　C. 肾上腺素
   D. 多巴胺　E. 酚妥拉明
2. 肾上腺素禁用于哪种药物中毒引起的低血压
   A. 苯巴比妥　B. 地西泮　C. 吗啡
   D. 氯丙嗪　E. 哌替啶
3. 对 α 受体和 β 受体均有强大的激动作用的是
   A. 去甲肾上腺素　B. 普萘洛尔　C. 可乐定
   D. 肾上腺素　E. 多巴酚丁胺
4. 多巴胺可激动
   A. α 受体　B. β 受体　C. α 受体、β 受体和 DA 受体
   D. DA 受体　E. M 受体
5. 心搏骤停时，应首选何药急救
   A. 肾上腺素　B. 多巴胺　C. 麻黄碱
   D. 去甲肾上腺素　E. 地高辛
6. 为了延长局麻药的局麻作用和减少不良反应，可在局麻药液中加入适量
   A. 肾上腺素　B. 异丙肾上腺素　C. 多巴胺
   D. 去甲肾上腺素　E. 麻黄碱
7. 伴尿量减少、心缩力减弱的感染中毒性休克宜选用
   A. 肾上腺素　B. 去甲肾上腺素　C. 麻黄碱
   D. 多巴胺　E. 间羟胺
8. 伴有明显肾功能不良的休克宜选用的药物是

A. 去甲肾上腺素　B. 间羟胺　C. 肾上腺素
D. 多巴胺　E. 麻黄碱

9. 能增加尿量的药物是
A. 肾上腺素　B. 去甲肾上腺素　C. 异丙肾上腺素
D. 多巴胺　E. 间羟胺

10. 多巴胺使肾血管和肠系膜血管扩张的原因是
A. 激动 β 受体　B. 激动 DA 受体　C. 阻断 α 受体
D. 直接松弛血管　E. 促进组胺释放

11. 用于鼻黏膜充血水肿的首选药物是
A. 多巴胺　B. 异丙肾上腺素　C. 去甲肾上腺素
D. 麻黄碱　E. 肾上腺素

12. 肌内注射给药会引起局部组织缺血坏死的药物是
A. 多巴胺　B. 麻黄碱　C. 肾上腺素
D. 去甲肾上腺素　E. 阿托品

13. 静滴过量时易导致急性肾衰的药物是
A. 肾上腺素　B. 去甲肾上腺素　C. 异丙肾上腺素
D. 多巴胺　E. 麻黄碱

14. 可引起急性肾功能衰竭，无尿休克病人禁用的药物是
A. 肾上腺素　B. 阿托品　C. 多巴胺
D. 间羟胺　E. 去甲肾上腺素

15. 下列哪种药物漏出血管外会引起局部组织缺血坏死
A. 肾上腺素　B. 阿托品　C. 去甲肾上腺素
D. 异丙肾上腺素　E. 麻黄碱

16. 去甲肾上腺素的缩血管作用是通过下列哪种受体实现的
A. α 受体　B. β_1受体　C. β_2受体
D. M 受体　E. N 受体

17. 能对抗去甲肾上腺素缩血管作用的药物是
A. 酚妥拉明　B. 阿托品　C. 普萘洛尔
D. 多巴胺　E. 间羟胺

18. 异丙肾上腺素主要激动哪种受体
A. α 受体　B. β 受体　C. M 受体
D. H_1受体　E. H_2受体

（二）简答题

1. 试述肾上腺素的药理作用及应用。
2. 何谓肾上腺素升压效应的翻转。
3. 试述异丙肾上腺素的药理作用及应用。
4. 试述多巴胺的药理作用。

四、参考答案

（一）选择题

1. C　2. D　3. D　4. C　5. A　6. A　7. D　8. D　9. D　10. B　11. D　12. D　13. B　14. E　15. C　16. A　17. A　18. B

（二）简答题

1. ①药理作用：激动心脏 β_1受体，心脏兴奋，收缩力、传导、自律性都增强，心排出量和耗氧都增加，提高心肌代谢率和兴奋性；激动血管 α 受体，使皮肤黏膜、内脏血管显著收缩；激动冠脉和骨骼肌血管 β_2受体，使血管舒张；血压：小剂量和治疗量使收缩压升高，舒张压不变或下降，脉压增大。大剂量使收缩压和舒张压均升高；肾上腺素升压效应的翻转；激动支气管平滑肌的 β_2受体，舒张支气管平滑肌，尤其对处于痉挛状态的支气管平滑肌，解痉作用更明显；激动 α 和 β 受体，使糖原和脂肪分解，血糖和游离脂肪酸增加，细胞耗氧量增加；大剂量时可出现中枢兴奋症状，如呕吐、激动、肌强直，甚至惊厥等。

②临床应用：心脏骤停，过敏性休克，支气管哮喘急性发作及其他速发型变态反应，局部用于鼻黏膜和齿龈止血，与局麻药合用，以延缓局麻药吸收而延长作用时间，减少局麻药吸收中毒。

扫码“看一看”

2. 肾上腺素升压效应的翻转：如应用 α 受体阻断药（如酚妥拉明等）取消了肾上腺素激动 α 受体收缩血管的作用，则肾上腺素激动 β_2受体扩张血管的作用会得以充分表现，这时用原升压剂量的肾上腺素可引起单纯的血压下降，此现象为肾上腺素升压效应的翻转。

扫码“练一练”

3. ①药理作用：激动 β_1受体，表现为正性肌力作用、正性频率作用和传导加速；激动 β_2受体，舒张骨骼肌血管，对肾血管和肠系膜血管的舒张作用较弱，对冠状动脉也有舒张作用；收缩压升高或不变而舒张压略下降，脉压增大；激动 β_2受体，舒张平滑肌，特别对处于紧张状态的支气管、胃肠道平滑肌都具有舒张作用；具有抑制组胺及其他炎症介质释放的作用。②临床应用：心搏骤停、房室传导阻滞、支气管哮喘急性发作。

4. 药理作用：低剂量时，主要激动血管的 D_1受体，而产生血管舒张效应。剂量略高时，激动心肌 β_1受体和促进去甲肾上腺素释放，但加速心率作用不如异丙肾上腺素显著。可使收缩压和脉压上升，但不影响或略增加舒张压。高浓度或更大剂量时则激动 α_1受体使血管收缩、肾血流量和尿量减少。

（赵　超）

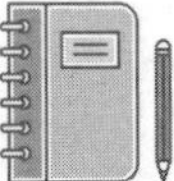

第九章　肾上腺素受体阻断药

一、学习目标

1. 掌握 β 受体阻断药的特点及常用药物名称。
2. 熟悉酚妥拉明的临床应用、不良反应及禁忌证。

二、知识要点

酚妥拉明
- 作用机制：短效 α 受体阻断药，对 α_1、α_2 受体具有相似的亲和力
- 药理作用
  - 血管：阻断血管 α_1 受体及直接舒张血管平滑肌，使小动脉和小静脉扩张，血压下降，肺动脉压下降更为明显。
  - 心脏：由于血管舒张、血压下降而反射性引起心率加快。
  - 可翻转肾上腺素的升压作用。
- 临床应用
  - 外周血管痉挛性疾病；
  - 治疗静脉滴注去甲肾上腺素外漏引起的血管痉挛；
  - 感染性休克、心源性、神经源性休克；
  - 顽固性充血性心力衰竭；
  - 嗜铬细胞瘤。
- 不良反应
  - 常见体位性低血压、组胺样作用及拟胆碱作用可致腹痛、呕吐、胃酸分泌过多和诱发溃疡病；
  - 注射给药可产生心动过速、心律失常和诱发或加剧心绞痛；
  - 冠心病、胃炎和胃十二指肠溃疡患者慎用。

β 受体阻断药
- 作用机制：阻断 β 受体。
- 药理作用
  - 心血管系统：阻断心脏 β_1 受体，使心率减慢，心收缩力降低，心排出量和心耗氧量减少，血压稍有下降；
  - 支气管：阻断支气管平滑肌 β_2 受体，可诱发或加重支气管哮喘的急性发作；
  - 代谢：抑制脂肪和糖原的分解；
  - 抑制肾素释放：β_1 受体阻断药能减少交感神经兴奋所致肾素的释放。
- 临床应用
  - 心律失常；
  - 高血压病；
  - 心绞痛、心肌梗死；
  - 慢性心功能不全；
  - 辅助甲亢治疗。
- 不良反应
  - 常见恶心呕吐、腹泻等消化道症状，偶见过敏性皮疹和血小板减少等。
  - 严重不良反应有诱发或加重支气管哮喘、急性心力衰竭、外周血管收缩和痉挛等。
  - 久用突然停药可引起反跳。

三、复习思考题

（一）选择题

1. 肾上腺素升压作用可被下列哪类药物所翻转

A. M 受体阻断药　　B. β 受体阻断药　　C. N 受体阻断药

D. H_1受体阻断药　　E. α 受体阻断药

2. 可翻转肾上腺素升压作用的药物是

A. 阿托品　　B. 酚妥拉明　　C. 普萘洛尔

D. 麻黄碱　　E. 硝苯地平

3. 普萘洛尔的禁忌证是

A. 心律失常　　B. 心绞痛　　C. 高血压

D. 甲状腺功能亢进　　E. 支气管哮喘

（二）简答题

1. 试述酚妥拉明的药理作用和主要临床应用。

2. 试述各类 β 受体阻断药的药理作用及代表药。

3. 试述普萘洛尔的临床应用。

扫码“看一看”

扫码“练一练”

四、参考答案

（一）选择题

1. E　2. B　3. E

（二）简答题

1. ①药理作用：阻断血管 α_1受体及直接舒张血管平滑肌，使小动脉和小静脉扩张，血压下降；由于血管舒张、血压下降而反射性引起心率加快；可翻转肾上腺素的升压作用。②临床应用：外周血管痉挛性疾病；治疗静脉滴注去甲肾上腺素外漏引起的血管痉挛；感染性休克、心源性、神经源性休克；急性心肌梗死和顽固性充血性心力衰竭；嗜铬细胞瘤。

2. β 受体阻断药的药理作用包括 β 受体阻断作用，内在拟交感活性及膜稳定作用。代表药物有普萘洛尔、醋丁洛尔、拉贝洛尔、卡维地洛等。

3. 临床应用：心律失常，高血压病，心绞痛、心肌梗死，慢性心功能不全，甲状腺功能亢进。

（赵　超）

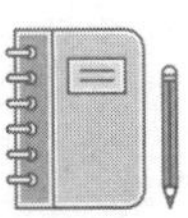

第十章　麻醉药

一、学习目标

1. 熟悉普鲁卡因、利多卡因、丁卡因的药理作用、临床应用、不良反应。
2. 了解局部麻醉药的概念、药理作用及作用原理。

二、知识要点

普鲁卡因：
- 亲脂性低，黏膜穿透力弱。
- 不用于表面麻醉。
- 一般注射用于浸润麻醉、传导麻醉、蛛网膜下腔麻醉、硬膜外麻醉。
- 使用前需作皮试。

利多卡因：
- 目前应用最多的局麻药。
- 起效快、强、持久、穿透力强，安全范围大。
- 可用于多种形式的局部麻醉，主要用于传导麻醉和硬膜外麻醉。
- 可用于抗心律失常。

丁卡因：
- 麻醉强度大，穿透力强。
- 常用于表面麻醉。
- 毒性大，一般不用于浸润麻醉。

三、复习思考题

（一）选择题

1. 腰麻时常合用麻黄碱，其目的是防止局部麻醉药
   A. 抑制呼吸　　B. 局麻时间过短　　C. 降低血压
   D. 吸收引起毒性反应　　E. 引起心律失常
2. 安全范围较大，可用于各种局部麻醉方法，有“全能麻醉药”之称的药物是
   A. 普鲁卡因　　B. 利多卡因　　C. 丁卡因
   D. 布比卡因　　E. 毛果芸香碱
3. 普鲁卡因不用于
   A. 表面麻醉　　B. 浸润麻醉　　C. 腰麻
   D. 传导麻醉　　E. 硬膜外麻醉
4. 毒性大，一般不用于浸润麻醉的局麻药是
   A. 普鲁卡因　　B. 利多卡因　　C. 丁卡因
   D. 布比卡因　　E. 氧化亚氮

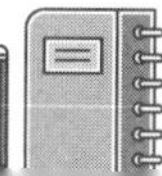

扫码“看一看”

扫码“练一练”

A. 抑制 Na^{+} 内流　　B. 促进 Na^{+} 内流　　C. 抑制 K^{+} 外流
D. 促进 K^{+} 外流　　E. 抑制 Ca^{2+} 内流

（二）简答题

常用局麻药作用特点有哪些？

四、参考答案

（一）选择题

1. C　2. B　3. A　4. C　5. A

（二）简答题

普鲁卡因：亲脂性低，黏膜穿透力弱；不用于表面麻醉；使用前需作皮试。

利多卡因：起效快、强、持久、穿透力强，安全范围大；主要用于传导麻醉和硬膜外麻醉；可用于抗心律失常。

丁卡因：麻醉强度大，穿透力强；常用于表面麻醉；毒性大，一般不用于浸润麻醉。

（赵　超）

第十一章　镇静催眠药

一、学习目标

1. 掌握苯二氮䓬类药物的药理作用、临床应用和不良反应。
2. 熟悉巴比妥类药物的药理作用、临床用途和不良反应。
3. 了解水合氯醛的药理作用和不良反应。

二、知识要点

- 苯二氮䓬类
  - 药理作用
    - 抗焦虑：小剂量即有效，与选择性作用于边缘系统有关镇静。
    - 催眠：能缩短睡眠诱导时间，延长睡眠持续时间。
    - 抗惊厥、抗癫痫。
    - 中枢性肌肉松弛作用：可缓解肌僵直与肌痉挛。
  - 临床应用
    - 治疗焦虑症的常用药物。临床多用地西泮和氯氮䓬。
    - 常用于麻醉前给药，心脏电击复律或内窥镜检查前给药等，多用地西泮。
    - 用于辅助治疗破伤风、子痫、小儿高热惊厥和药物中毒性惊厥。地西泮是治疗癫痫持续状态的首选药。
    - 中枢病变引起的肌肉强直。
  - 不良反应
    - 毒性小，过量急性中毒也可引起运动失调、呼吸抑制和昏迷，较少危及生命。
    - 对严重中毒者，静注苯二氮䓬受体拮抗剂氟马西尼能有效地催醒病人，改善呼吸和循环抑制。
- 巴比妥类
  - 作用机制：延长 Cl^- 通道开放的时间，增加 GABA 介导的 Cl^- 内流。
  - 药理作用
    - 是巴比妥酸的衍生物。具有普遍性中枢抑制作用。
    - 剂量由小到大，相继出现镇静、催眠、抗惊厥和麻醉作用，过量易中毒致死。
  - 临床应用
    - 巴比妥类明显缩短 REM，不良反应较多，已很少用于镇静催眠。
    - 苯巴比妥可用于治疗癫痫大发作和控制癫痫持续状态。
    - 硫喷妥钠偶用于小手术或内窥镜检查时作静脉麻醉
  - 不良反应
    - 巴比妥类具有肝药酶诱导作用，可加速自身及其他药物的代谢。久服易产生依赖性。
    - 中毒解救：早期洗胃；静注碳酸氢钠碱化血液、尿液，加速药物排泄；维持呼吸、循环功能及预防感染；必要时施行血液透析。

三、复习思考题

（一）选择题

1. 下列用于镇静催眠最好的药物是

A. 地西泮　B. 水合氯醛　C. 巴比妥类
D. 苯妥英钠　E. 氯丙嗪

2. 下列哪项不是地西泮的药理作用

A. 抗焦虑　B. 抗精神病　C. 镇静催眠
D. 抗惊厥　E. 抗癫痫

3. 地西泮的适应证不包括

A. 麻醉前给药　B. 焦虑症　C. 癫痫持续状态
D. 失眠症　E. 精神分裂症

4. 与巴比妥类相比，苯二氮䓬类药物不具有下列哪种作用

A. 镇静　B. 催眠　C. 抗惊厥
D. 抗癫痫　E. 麻醉

5. 不属于苯二氮䓬类药物的是

A. 地西泮　B. 硝西泮　C. 氯硝西泮
D. 氯氮䓬　E. 苯巴比妥

6. 巴比妥类急性中毒时，导致死亡的主要原因是

A. 呼吸循环衰竭　B. 心搏骤停
C. 肾损害　D. 肝损害
E. 以上均不是

7. 苯巴比妥钠急性中毒时，应用碳酸氢钠的原因是

A. 促进苯巴比妥钠进入脑细胞
B. 促进苯巴比妥钠由肝脏代谢
C. 促进苯巴比妥钠由肾脏排泄
D. 促进苯巴比妥钠由肝脏排泄
E. 促进苯巴比妥钠由肾小管重吸收

（二）简答题

1. 简述苯二氮䓬类药物的药理作用及作用机制。
2. 理想的镇静催眠药应具有哪些特点？

四、参考答案

（一）选择题

1. A　2. B　3. E　4. E　5. E　6. A　7. C

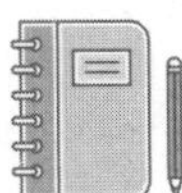

（二）简答题

1. 药理作用：抗焦虑；镇静催眠；抗惊厥、抗癫痫；中枢性肌肉松弛作用。作用机制：

苯二氮䓬类通过与脑内苯二氮䓬受体结合，促进了 GABA 与 GABA 受体的结合，使 Cl^- 通道开放的频率增加，更多的 Cl^- 内流，从而增强了 GABA 能神经的抑制效应。

2. 无成瘾性，停药后无反跳现象，对 REM 影响小，小量就起效。

（李新燕）

扫码“看一看”

扫码“练一练”

第十二章　抗癫痫药和抗惊厥药

一、学习目标

1. 掌握苯妥英钠、卡马西平、丙戊酸钠、地西泮的作用及主要不良反应。
2. 了解硫酸镁的药理作用、临床应用和不良反应。

二、知识要点

苯妥英钠
- 体内过程：其消除速率与血浆浓度关系密切，低于10 μg/ml，按一级动力学消除，高于此浓度时，按零级动力学消除。
- 临床应用：治疗癫痫大发作和部分性发作的首选药，但对小发作无效；三叉神经痛，舌咽神经痛等中枢疼痛综合征；室性心律失常。
- 不良反应：胃肠道刺激、眩晕、共济失调、眼球震颤等。长期用药可致齿龈增生和巨幼红细胞贫血，也有过敏反应。

卡马西平
- 对复杂部分发作如精神运动性发作疗效最好。
- 作为大发作和部分性发作的首选药之一。
- 用于治疗躁狂症。
- 对中枢性疼痛综合征疗效优于苯妥英钠。

丙戊酸钠
- 对各种类型的癫痫发作均有一定疗效。
- 对其他药物未能控制的顽固性癫痫有时候可能奏效。
- 对小发作的疗效优于乙琥胺，但因有肝毒性，不作为首选药。

苯二氮䓬类
- 地西泮是治疗癫痫持续状态的首选药。
- 硝西泮对肌阵挛性癫痫、不典型小发作和婴儿痉挛有较好疗效。
- 氯硝西泮对各型癫痫都有效，尤以对小发作、肌阵挛发作和不典型小发作为佳。

乙琥胺
- 治疗小发作，因不良反应少而作为首选药。
- 对其他型癫痫无效。

硫酸镁
- 作用机制：Mg^{2+}与Ca^{2+}化学性质相似，竞争性拮抗Ca^{2+}的作用，抑制神经化学传递和骨骼肌收缩，从而使肌肉松弛。
- 注射给药具有松弛骨骼肌、降低血压、抑制中枢神经系统等作用，可有效地控制惊厥。常用于子痫及其他原因所致惊厥。口服给药产生导泻、利胆作用。

三、复习思考题

（一）选择题

A_1型题

1. 癫痫持续状态的首选药物是
   A. 苯妥英钠　　B. 苯巴比妥　　C. 地西泮
   D. 丙戊酸钠　　E. 乙琥胺
2. 苯妥英钠不宜用于治疗
   A. 癫痫强直阵挛性发作（大发作）　　B. 癫痫失神发作（小发作）
   C. 心律失常　　D. 三叉神经痛
   E. 以上都不是
3. 治疗癫痫强直阵挛性发作（大发作）应首选
   A. 卡马西平　　B. 苯妥英钠　　C. 乙琥胺
   D. 丙戊酸钠　　E. 地西泮
4. 具有抗癫痫作用的药物是
   A. 硫喷妥钠　　B. 苯巴比妥　　C. 氯丙嗪
   D. 哌替啶　　E. 甲丙氨酯
5. 下列哪个药物没有抗惊厥作用
   A. 地西泮　　B. 苯巴比妥　　C. 水合氯醛
   D. 硫酸镁　　E. 氯丙嗪

A_2型题

6. 某男童吃饭时突然僵立不动，呼吸停止，在去医院途中颠簸苏醒，经诊断为癫痫失神发作（小发作），那么应该首选哪种药
   A. 扑米酮　　B. 卡马西平　　C. 地西泮
   D. 苯妥英钠　　E. 乙琥胺

（二）简答题

1. 苯妥英钠、卡马西平、丙戊酸钠是如何发挥抗癫痫作用的？
2. 以苯妥英钠的药动学特点解释其用药注意事项。
3. 简述抗癫痫药的用药原则。

四、参考答案

（一）选择题

1. C　2. B　3. B　4. B　5. E　6. E

（二）简答题

1. ①苯妥英钠：能够抑制 Na^+、Ca^{2+} 内流和 K^+ 外流，稳定各种组织的可兴奋膜，降低其兴奋性。高浓度也能增强中枢 GABA 能神经的功能，因而能够抑制异常高频放电的发生和扩散。②卡马西平：治疗浓度时阻断钠通道，抑制癫痫灶及其周围神经元放电，增强 GABA 功能。③丙戊酸钠：通过激活谷氨酸脱羧酶，促进 GABA 生成，并抑制 γ-氨基丁酸

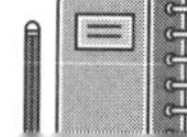

扫码“看一看”

扫码“练一练”

产生广谱抗癫痫作用。

2. 当血药浓度低于 10 μg/ml 时，按一级动力学消除，$t_{1/2}$为 6 ~ 24 h；高于 10 μg/ml 时，按零级动力学消除，$t_{1/2}$延长。因常用量的血药浓度个体差异较大，故用药剂量应个体化。

3. 合理选药，剂量适宜，用法得当，联合用药与长期用药，注意减量和停药。

（李新燕）

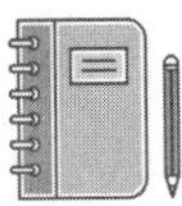

第十三章　治疗中枢神经退行性疾病药

一、学习目标

了解抗帕金森病药，即左旋多巴和苯海索的作用机理和不良反应。

二、知识要点

- 左旋多巴
  - 作用特点
    - 起效慢但疗效持久，且随用药时间延长而递增。
    - 对轻症、年轻患者疗效好，老年、严重患者效果差。
    - 改善肌肉强直和运动困难好，但对肌肉震颤效果差。
    - 对多种原因引起的帕金森综合征有效，但对抗精神病药（阻断中枢多巴胺受体）引起的无效。
    - 缓解症状但不能阻止病情发展。
  - 临床应用：治疗帕金森病、肝昏迷 。
  - 不良反应
    - 在外周生成的 DA 可引起胃肠道反应和体位性低血压、心律失常等心血管反应。
    - DA 作用于大脑边缘叶可致精神障碍。长期用药者出现运动障碍，严重者可有"开－关现象"。司来吉兰可减轻之，也可调整用药方法，即增加用药次数而不增加或减少用药剂量。
- 卡比多巴
  - 是 L－芳香氨基酸脱羧酶抑制剂，单用基本无药理作用。
  - 不易通过血－脑屏障，主要抑制外周多巴脱羧酶的活性。
  - 与左旋多巴合用提高左旋多巴的疗效，减轻其外周的副作用。
- 多奈哌齐
  - 是第二代胆碱酯酶抑制药。
  - 与第一代胆碱酯酶抑制药他克林相比有以下优点：①对中枢胆碱酯酶的选择性更高；②口服吸收好，生物利用度高；③用量小，毒性低。
  - 与左旋多巴合用提高左旋多巴的疗效，减轻其外周的副作用。

三、复习思考题

1. 抗帕金森病药应具有哪些特点？
2. 为什么左旋多巴与卡比多巴合用可增强疗效？
3. 简述左旋多巴抗帕金森病的作用特点。

四、参考答案

1. 选择性高、专一性强，对外周多巴胺受体无作用，能通过血－脑屏障，进入中枢

扫码“看一看”

扫码“练一练”

2. 卡比多巴与左旋多巴合用，可减少左旋多巴在外周组织的脱羧，使较多的左旋多巴到达黑质－纹状体而提高疗效，同时又可减少外周不良反应。

3. 起效慢但疗效持久；对轻症、年轻患者疗效好，老年、严重患者效果差；改善肌肉强直和运动困难好，但对肌肉震颤效果差；对抗精神病药引起的无效；缓解症状但不能阻止病情发展。

（李新燕）

第十四章　抗精神失常药

一、学习目标

1. 掌握吩噻嗪类代表药氯丙嗪的药理作用、主要临床应用及主要不良反应。
2. 熟悉氯丙嗪作用机理。
3. 了解丙米嗪、碳酸锂等药的作用特点。

二、知识要点

- 氯丙嗪
  - 作用机制
    - 阻断脑内不同部位的 DA 受体。
    - 阻断 α 肾上腺素受体和 M 胆碱受体。
  - 药理作用
    - 抗精神病：与阻断中脑－边缘系统及中脑－皮质通路中的多巴胺 D_2 受体有关。
    - 镇吐：阻断催吐化学感受区（CTZ）的 D_2 受体所致。大剂量直接抑制呕吐中枢。但对刺激前庭引起的呕吐无效。
    - 对体温调节的影响：抑制体温调节中枢，体温随环境温度变化而升降。物理降温配合下，可使体温降至正常以下。
    - 加强中枢抑制药的作用。
  - 临床应用
    - 对以精神运动性兴奋和幻觉妄想为主的精神分裂症疗效较好，对感情淡漠、思维贫乏等阴性症状为主的疗效差。
    - 治疗躁狂症。
    - 对多种疾病和药物引起的呕吐都有效，对于晕动性呕吐无效。
    - 用于低温麻醉和人工冬眠疗法。人工冬眠合剂：氯丙嗪、异丙嗪、哌替啶。
  - 不良反应
    - 锥体外系反应：帕金森综合征、急性肌张力障碍、静坐不能，迟发性运动障碍。
    - 内分泌紊乱，引起乳房肿大及泌乳、排卵延迟、生长减慢等。
    - 引起直立体位性低血压，不可用肾上腺素抢救。
    - 口干、便秘、视力模糊、眼压升高、心动过速，青光眼患者禁用。

三、复习思考题

（一）是非题

1. 氯丙嗪配合物理降温，可使体温降至正常以下。
2. 氯丙嗪有强大的镇吐作用，但对晕动病所致呕吐无效。
3. 锥体外系反应是应用长期氯丙嗪时常见的不良反应。

4. 哌替啶常与异丙嗪、氯丙嗪组成冬眠合剂，用于人工冬眠。

（二）选择题

1. 氯丙嗪治疗精神病的作用原理是
   A. 阻断脑内胆碱受体
   B. 阻断中脑边缘系统和中脑皮质通路的 DA 受体
   C. 阻断黑质－纹状体系统的 DA 受体
   D. 激动脑内胆碱受体
   E. 激动网状结构的 α 受体
2. 氯丙嗪引起锥体外系反应的机制是
   A. 阻断黑质－纹状体通路中多巴胺受体
   B. 阻断黑质－纹状体通路中 M 受体
   C. 阻断中脑－边缘系统通路中多巴胺受体
   D. 阻断中脑－皮质通路中多巴胺受体
   E. 激动黑质－纹状体通路中多巴胺受体
3. 治疗精神分裂症宜选用
   A. 地西泮　B. 苯巴比妥　C. 苯妥英钠
   D. 氯丙嗪　E. 卡马西平
4. 氯丙嗪没有以下哪一作用
   A. 抗精神病　B. 影响体温　C. 催吐
   D. 镇静　E. 阻断 α 受体
5. 氯丙嗪对哪种呕吐几乎无效
   A. 妊娠呕吐　B. 晕动性呕吐　C. 放射性呕吐
   D. 胃肠炎呕吐　E. 以上都不是
6. 在低温环境中能使正常人体温下降的药物是
   A. 阿司匹林　B. 对乙酰氨基酚　C. 布洛芬
   D. 吲哚美辛　E. 氯丙嗪
7. 治疗氯丙嗪引起的体位性低血压首选
   A. 肾上腺素　B. 异丙肾上腺素　C. 去甲肾上腺素
   D. 多巴胺　E. 麻黄碱

（三）简答题

1. 试述氯丙嗪对受体的影响及其与药理作用和不良反应之间的关系。
2. 试述抗抑郁药作用机制？

四、参考答案

（一）是非题

1. √　2. √　3. √　4. √

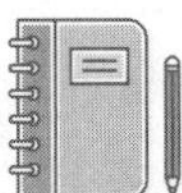

（二）选择题

1. B　2. A　3. D　4. C　5. B　6. E　7. C

（三）简答题

1. ①阻断黑质－纹状体通路的 D_2受体，引起锥体外系反应；②阻断结节－漏斗通路的 D_2受体可导致内分泌紊乱；③阻断 α 受体，可引起体位性低血压；④阻断 M 受体常表现口干、便秘、视力模糊、眼压升高、心动过速等阿托品样效应。青光眼病人禁用。

2. 抑制突触前膜对 NA 及 5－HT 的再摄取，使突触间隙递质浓度升高，促进突触传递功能。

（李新燕）

扫码“看一看”

扫码“练一练”

第十五章　镇痛药

一、学习目标

1. 掌握吗啡、哌替啶的药理作用、作用机理、临床应用、不良反应。
2. 了解可待因、喷他佐新、罗通定、纳洛酮的作用特点。

二、知识要点

- 吗啡
  - 口服给药首过消除明显，生物利用度低。皮下、肌内注射吸收较好。
  - 作用机制：吗啡可激动不同脑区阿片受体的不同亚型。
  - 药理作用
    - 中枢神经系统：镇痛作用，抑制呼吸，镇咳，引起恶心呕吐。
    - 消化道：兴奋胃肠平滑肌，止泻及致便秘作用；引起胆道括约肌痉挛性收缩，提高胆囊内压导致上腹不适甚至胆绞痛。
    - 心血管系统：降低中枢交感张力，产生降压作用。抑制呼吸，可扩张脑血管，使颅内压增高。
    - 其他：提高膀胱括约肌张力，导致尿潴留；大剂量收缩支气管。
  - 临床应用：用于急性锐痛、癌症剧痛、心源性哮喘、用于急、慢性消耗性腹泻。
  - 不良反应：恶心呕吐、便秘、排尿困难、胆绞痛、呼吸抑制等；成瘾性，一旦停药，即出现戒断症状；抑制呼吸；禁用于分娩止痛及哺乳妇女止痛；禁用支气管哮喘、肺心病病人，颅脑外伤及肝功能严重减退者。
- 哌替啶
  - 药理作用：镇咳作用弱；扩张外周血管及脑血管；不引起便秘，也无止泻作用；不对抗催产素对子宫的兴奋作用，不延缓产程。
  - 临床应用：各种剧痛，可用于分娩止痛，但临产前2~4小时内不宜用；合用阿托品治疗胆绞痛；麻醉前给药；人工冬眠；心源性哮喘。

三、复习思考题

（一）选择题

A_1型题

1. 吗啡的镇痛作用机制是
   A. 阻断中枢阿片受体　　B. 激动中枢阿片受体
   C. 抑制中枢前列腺素的合成　　D. 抑制外周前列腺素的合成
   E. 以上都不是

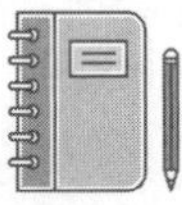

2. 哌替啶较吗啡常用于镇痛的原因是
   A. 无成瘾性　　B. 成瘾性小　　C. 无呼吸抑制

D. 镇痛作用强　　E. 作用维持时间长

3. 吗啡不能用于慢性钝痛的主要原因是
A. 治疗量即有呼吸抑制作用　　B. 连续用药易产生依赖性
C. 对慢性钝痛疗效差　　D. 易引起体位性低血压
E. 易引起高血压

4. 吗啡不具有下列哪种作用
A. 镇痛　　B. 镇静　　C. 抑制呼吸
D. 扩瞳　　E. 镇咳

5. 吗啡的镇痛作用主要用于治疗
A. 胃肠绞痛　　B. 头痛　　C. 牙痛
D. 分娩止痛　　E. 急性锐痛

6. 吗啡的适应证为
A. 分娩止痛　　B. 哺乳期妇女的止痛　　C. 诊断未明的急腹症疼痛
D. 颅脑外伤的疼痛　　E. 急性严重创伤、烧伤等所致的疼痛

7. 吗啡急性中毒致死的主要原因是
A. 呼吸麻痹　　B. 昏迷　　C. 瞳孔极度缩小
D. 支气管哮喘　　E. 血压降低

8. 不属于哌替啶的适应证的是
A. 手术后疼痛　　B. 人工冬眠　　C. 心源性哮喘
D. 支气管哮喘　　E. 麻醉前给药

9. 胆绞痛病人最好选用
A. 哌替啶 + 地西泮　　B. 哌替啶 + 氯丙嗪　　C. 哌替啶 + 间羟胺
D. 哌替啶 + 阿托品　　E. 哌替啶 + 异丙嗪

10. 吗啡无下列哪种不良反应
A. 颅内压增高　　B. 升高胆内压　　C. 抑制消化液的分泌
D. 腹泻　　E. 恶心、呕吐

11. 心源性哮喘可选用
A. 肾上腺素　　B. 异丙肾上腺素　　C. 氢化可的松
D. 吗啡　　E. 克仑特罗

12. 吗啡无下列哪种药理作用
A. 抑制呼吸　　B. 引起恶心　　C. 舒张胆道括约肌
D. 抑制咳嗽　　E. 引起体位性低血压

13. 哌替啶不能单独用于胆绞痛的原因是
A. 引起便秘　　B. 引起胆道括约肌痉挛　　C. 镇痛作用弱
D. 抑制胆汁分泌　　E. 易成瘾

14. 镇痛效价（强度）最强的药物是
A. 吗啡　　B. 可待因　　C. 美沙酮
D. 芬太尼　　E. 哌替啶

15. 下列有关吗啡与哌替啶的叙述中，错误的是

A. 哌替啶有强大的镇咳作用

B. 吗啡的镇痛作用比哌替啶强

C. 等效镇痛剂量抑制呼吸的程度相等

D. 吗啡的成瘾性较哌替啶强

E. 两药均可引起体位性低血压

A_2型题

16. 一多处骨折病人为缓解剧痛，应选用

A. 哌替啶　　B. 阿托品　　C. 阿司匹林

D. 对乙酰氨基酚　　E. 罗通定

17. 男，30岁，极度消瘦，急诊时已昏迷。查体见：呼吸深度抑制，四肢及臀部多处注射针痕，瞳孔极度缩小，他可能是哪种药物中毒

A. 阿托品　　B. 阿司匹林　　C. 吗啡

D. 肾上腺素　　E. 苯巴比妥

（二）简答题

1. 为什么吗啡可用于心源性哮喘而禁用于支气管哮喘？

2. 为什么吗啡、哌替啶类药物主要用于急性锐痛？

四、参考答案

扫码“看一看”

（一）选择题

1. B　2. B　3. B　4. D　5. E　6. E　7. A　8. D　9. D　10. D　11. D　12. C　13. B　14. D　15. A　16. A　17. C

（二）简答题

扫码“练一练”

1. 由于吗啡抑制呼吸中枢及咳嗽反射，释放组胺收缩支气管，诱发或加重哮喘及缺氧，支气管哮喘患者禁用。吗啡可迅速缓解心源性患者的气促和窒息感，其机制是：①扩张外周血管，降低外周阻力，减少回心血量，减轻心脏前、后负荷；②降低呼吸中枢对CO_2的敏感性，使急促浅表的呼吸得以缓解；③镇静作用可消除患者的焦虑、恐惧情绪，减少耗氧。但伴有昏迷、休克、严重的肺部疾病或痰液过多者禁用。

2. 吗啡、哌替啶类药物。

（李新燕）

第十六章　解热镇痛抗炎药

一、学习目标

1. 掌握解热镇痛抗炎药的共同作用机制与分类。
2. 掌握阿司匹林的体内过程、药理作用、临床应用与不良反应。
3. 掌握对乙酰氨基酚的药理作用与临床应用。
4. 熟悉布洛芬、吲哚美辛的药理作用与应用。

二、知识要点

- 解热镇痛抗炎药
  - 作用机制：抑制前列腺素（PG）合成酶，使前列腺素合成减少。
  - 药理作用
    - 解热作用：通过抑制中枢 PG 合成而发挥解热作用，促使升高的体温恢复到正常水平，对正常体温几无影响。
    - 镇痛作用：强度中等，常用于治疗慢性钝痛，部位主要在外周，通过抑制 PG 的合成，减轻 PG 的致痛作用及痛觉增敏作用。
    - 抗炎作用：抑制炎症反应时 PG 合成，而缓解炎症反应。
  - 分类：水杨酸类、苯胺类、吡唑酮类、其他有机酸类。

- 阿司匹林
  - 药动学：口服小剂量（1g 以下）时，其代谢按一级动力学进行，当用量≥1 g 时，其代谢方式变为零级动力学。
  - 药理作用
    - 解热、镇痛、抗风湿作用。
    - 抑制血小板聚集：小剂量应用可抑制 TXA_2 合成，抗血小板聚集及抗血栓形成。
  - 临床应用：各种慢性钝痛及感冒发热，治疗风湿及类风湿关节炎；用于防治缺血性心脏病和防止脑血栓形成。
  - 不良反应
    - 胃肠道反应：较大剂量口服可引起胃溃疡及不易察觉的胃出血。
    - 出血时间延长：由于抑制血小板聚集可使出血时间延长，大剂量还能抑制凝血酶原形成，造成出血倾向。可用维生素 K 预防。
    - 过敏反应：可诱发“阿司匹林哮喘”。
    - 水杨酸反应：剂量过大（5g/d）时。
    - 瑞夷综合征：急性肝脂肪变性－脑病综合征。

三、复习思考题

（一）是非题

1. 解热镇痛药的作用机理是促进前列腺素的合成。

2. 解热镇痛药只能使升高的体温降至正常，对正常体温没有影响。

3. 阿司匹林既有较强的解热镇痛抗风湿作用，又有抑制血小板聚集，防止血栓形成作用。

（二）选择题

A_1型题

1. 解热镇痛药不能用于下列哪种疼痛的治疗
   A. 头痛　B. 牙痛　C. 关节痛
   D. 肌肉痛　E. 胃肠绞痛

2. 关于解热镇痛药解热作用的叙述正确的是
   A. 仅能降低发热患者的体温
   B. 仅能降低正常人的体温
   C. 对发热患者和正常人体温均能降低
   D. 对发热患者和正常人体温均无影响
   E. 配合物理降温可使体温降至正常以下

3. 解热镇痛药的镇痛机理是
   A. 激动中枢阿片受体　B. 阻断中枢阿片受体　C. 促进外周前列腺素的合成
   D. 抑制外周前列腺素的合成　E. 直接抑制感觉神经末梢

4. 既有解热作用，又有抗炎作用的药物是
   A. 吗啡　B. 哌替啶　C. 阿司匹林
   D. 氯丙嗪　E. 对乙酰氨基酚

5. 下列哪种疾病不是阿司匹林的适应证
   A. 感冒发热　B. 风湿性关节炎　C. 头痛
   D. 创伤剧痛　E. 血栓栓塞性疾病

6. 阿司匹林不具有下列哪项不良反应
   A. 胃肠道反应　B. 过敏反应　C. 凝血障碍
   D. 水杨酸反应　E. 耐受性和依赖性

7. 长期应用不产生成瘾性的药物是
   A. 苯巴比妥　B. 可待因　C. 地西泮
   D. 阿司匹林　E. 哌替啶

8. 下列哪个药物不能用于风湿性关节炎的治疗
   A. 阿司匹林　B. 对乙酰氨基酚　C. 吲哚美辛
   D. 布洛芬　E. 吡罗昔康

9. 应用小剂量阿司匹林能防止冠脉血栓形成的原因
   A. 抑制前列环素合成　B. 抑制血栓素合成　C. 抑制前列环素和血栓素合成
   D. 抑制花生四烯酸的合成　E. 以上都不是

10. 阿司匹林与双香豆素合用可增加出血倾向的原因是
    A. 降低双香豆素的代谢　B. 降低双香豆素的排泄　C. 竞争与血浆蛋白结合
    D. 增加双香豆素的吸收　E. 抑制肝药酶

A_2型题

11. 男，42 岁，近日发现手指关节肿胀，疼痛，早晨起床后感到指关节明显僵硬，活动后减轻，经化验后确诊为类风湿性关节炎，可选用下列哪种药物治疗
    A. 阿司匹林　B. 对乙酰氨基酚　C. 哌替啶
    D. 氯丙嗪　E. 地西泮
12. 女，32 岁，有支气管哮喘病史，因气候突变，自觉头痛、鼻塞、发热，自认为感冒，便服阿司匹林一片，30 分钟后突感不适，呼吸困难，大汗，可能是出现了
    A. 阿司匹林哮喘　B. 水杨酸反应　C. 冷空气对呼吸道的刺激
    D. 感冒加重　E. 瑞夷综合征
13. 病人男，23 岁，患强直性脊柱炎，服用吲哚美辛治疗，现出现恶心、腹痛、头晕、黑便，诊断为消化道出血，应给予
    A. 氢氧化铝　B. 维生素 K　C. 铁剂
    D. 维生素 C　E. 停用吲哚美辛，加服西咪替丁

（三）简答题

1. 阿司匹林防治心脑血管病的理由是什么？
2. 何谓“阿司匹林哮喘”？应如何治疗？
3. 试述阿司匹林的药理作用、临床应用及不良反应。

四、参考答案

（一）是非题

1. ×　2. √　3. √

（二）选择题

1. E　2. A　3. D　4. C　5. D　6. E　7. D　8. B　9. B　10. C　11. A　12. A　13. E

（三）简答题

1. 小剂量阿司匹林，减少血小板中血栓素 A_2 合成，抗血小板聚集，防止血栓形成。

扫码“看一看”

2. 某些哮喘病人服用阿司匹林或其他解热镇痛抗炎药后可诱发哮喘，称为“阿司匹林哮喘”，严重者可引起死亡。肾上腺素对“阿司匹林哮喘”无效。糖皮质激素雾化吸入有效。

3. 药理作用及临床应用：（1）解热镇痛、抗炎、抗风湿；（2）抗血栓形成。用于各种慢性钝痛及感冒发热，治疗风湿及类风湿关节炎；用于防治缺血性心脏病和防止脑血栓形成。

扫码“练一练”

不良反应：胃肠反应；凝血障碍；过敏反应；水杨酸反应；瑞夷综合征。

（李新燕）

第十七章　中枢兴奋药与促大脑功能恢复药

一、学习目标

熟悉常用中枢兴奋药咖啡因、尼可刹米的药理作用、主要临床用途和不良反应。

二、知识要点

- 咖啡因
  - 药理作用
    - 中枢神经系统
      - 小剂量：即可使睡意消失，疲劳减轻，精神振奋，思维敏捷，工作效率提高。
      - 较大剂量：直接兴奋延脑呼吸中枢和血管运动中枢，使呼吸加深加快，血压升高；在呼吸中枢受抑制时，尤为明显。
      - 中毒剂量：兴奋脊髓，动物发生阵挛性惊厥。
    - 其他：可舒张支气管平滑肌、利尿及刺激胃酸分泌。
  - 临床应用
    - 主要用于对抗中枢抑制状态，可肌内注射苯甲酸钠咖啡因。
    - 配伍麦角胺治疗偏头痛；配伍解热镇痛药治疗一般性头痛。
  - 不良反应
    - 一般少见，但剂量较大时可致激动、不安、失眠、心悸、头痛；剂量过大也可引起惊厥。
    - 乳婴高热时易致惊厥，应选用无咖啡因的复方解热药。
- 尼可刹米
  - 直接兴奋延髓呼吸中枢。
  - 刺激颈动脉体化学感受器而反射性兴奋呼吸中枢，能提高呼吸中枢对 CO_2 的敏感性，使呼吸加深加快。
  - 过量可致血压上升、心动过速、肌震颤及僵直、咳嗽、呕吐、出汗。
  - 临床常用于各种原因所致中枢性呼吸抑制。
- 吡拉西坦
  - 为 γ－氨基丁酸（GABA）的衍生物。
  - 能促进大脑对氨基酸、磷脂的吸收，增加蛋白质的合成，提高大脑对葡萄糖的利用，改善大脑功能。
  - 用于脑外伤后遗症、脑动脉硬化、阿尔茨海默病及 CO 中毒等所致的思维障碍、智力低下等。

三、复习思考题

简答题

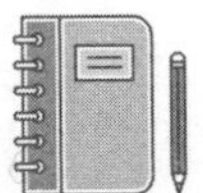

为什么咖啡因常与解热镇痛药组成复方制剂？

四、参考答案

简答题

咖啡因小剂量（50～200 mg）即能选择性兴奋大脑皮质，使人疲劳减轻、思维活跃、精神振奋、注意消失、工作效率提高，解救疾病所导致的昏睡、呼吸及循环抑制。

（李新燕）

扫码“看一看”

扫码“练一练”

第十八章　利尿药和脱水药

一、学习目标

1. 掌握呋塞米、氢氯噻嗪、螺内酯、氨苯蝶啶的药理作用、临床应用及不良反应。
2. 掌握甘露醇的药理作用、临床应用及不良反应和注意事项。
3. 熟悉利尿药的分类及其代表药。

二、知识要点

- 呋塞米
  - 药理作用
    - 抑制髓袢升支粗段皮质部和髓质部的 $Na^+-K^+-2Cl^-$ 同向转运系统，妨碍 Na^+ 的重吸收。
    - 降低了肾脏的稀释功能和浓缩功能。
  - 临床应用
    - 重度水肿。
    - 急性肺水肿和脑水肿。
    - 防治肾功能不全。
    - 促进毒物排泄。
    - 高钙血症。
  - 不良反应
    - 水与电解质紊乱：以低血钾常见。
    - 耳毒性：应避免与氨基糖苷类抗生素等合用。
    - 高尿酸血症：痛风患者应禁用。
- 噻嗪类
  - 药理作用
    - 利尿作用：作用机制是抑制远曲小管近端 Na^+-Cl^- 共同转运系统，抑制 Nad 的重吸收。
    - 抗利尿作用：明显减少尿崩症病人的尿量及口渴症状。
    - 降压作用：常用的降压药。
  - 临床应用
    - 轻中度水肿。
    - 高血压。
    - 肾性尿崩症及加压素无效的垂体性尿崩症。
  - 不良反应
    - 电解质紊乱：以低血钾常见。
    - 高尿酸血症。
    - 代谢紊乱：导致高血糖、高血脂症。
- 螺内酯
  - 药理作用：与醛固酮竞争远曲小管和集合管内的醛固酮受体，拮抗醛固酮的排钾保钠作用，促进钠和水的排出。
  - 临床应用：醛固酮升高有关的顽固性水肿。
  - 不良反应：高钾血症常见。

氨苯蝶啶
- 药理作用：直接抑制远曲小管和集合管的 $Na^{+}-K^{+}$ 交换，发挥排钠留钾作用。
- 临床应用：治疗各类顽固性水肿或腹水，尤其适用于痛风患者的利尿。
- 不良反应：可致高钾血症，严重肝、肾功能不全，有高钾血症倾向者禁用。

甘露醇
- 体内过程：口服不吸收，必须静脉给药，临床上用20%的高渗溶液。
- 药理作用：脱水作用，迅速降低颅内压、眼内压；利尿作用；清除自由基。
- 临床应用：脑水肿首选。
- 不良反应：心功能不全患者禁用。

三、复习思考题

（一）选择题

A_1 型题

1. 治疗急性肺水肿应首选

A. 甘露醇　B. 氢氯噻嗪　C. 呋噻米
D. 螺内酯　E. 氨苯蝶啶

2. 治疗脑水肿首选

A. 甘露醇　B. 呋塞米　C. 氢氯噻嗪
D. 螺内酯　E. 氨苯蝶啶

3. 呋塞米不宜与下列哪种抗生素合用

A. 青霉素　B. 红霉素　C. 庆大霉素
D. 多西环素　E. 以上都不是

4. 关于呋塞米的不良反应，下列哪项是错误的

A. 耳毒性　B. 高尿酸血症　C. 高血钾
D. 低氯碱血症　E. 胃肠道反应

5. 高血钾患者不宜应用的利尿药为

A. 氢氯噻嗪　B. 氯噻酮　C. 呋噻米
D. 螺内酯　E. 依他尼酸

6. 呋塞米常因过度利尿引起水与电解质紊乱，下述表达错误的是

A. 低血容量　B. 低血钠　C. 低血氯
D. 高血钾　E. 高尿酸血症

（二）简答题

1. 保钾利尿药与高效能利尿药或中效能利尿药合用有何益处？
2. 伴有心功能不全的脑水肿患者是否能用甘露醇治疗？为什么？
3. 利尿药和脱水药的利尿过程有何不同？

四、参考答案

（一）选择题

1. C　2. A　3. C　4. C　5. D　6. D

扫码“看一看”

扫码“练一练”

（二）简答题

1. 高效能利尿药与中效能利尿药均为排钾利尿药，与保钾利尿药合用，防止低钾血症的发生，增强利尿效果，减少电解质紊乱的发生。

2. 不能。甘露醇是脱水剂，能使组织迅速脱水，增加血容量，加重心衰的病情。

3. 脱水药又称渗透性利尿药，是经静脉注射给药后，可以迅速提高血浆渗透压，从而促使组织内水分向血浆转移增加血容量，且在肾小管不能被重吸收，增加肾小管渗透压并产生利尿作用的药物；利尿药则主要是通过在肾小管减少离子的重吸收进而减少水分的重吸收产生利尿作用的药物。

（王　睿）

第十九章　抗高血压药

一、学习目标

1. 掌握常用抗高血压药的降压特点、临床应用、不良反应及注意事项。
2. 熟悉抗高血压药分类及其代表药物。
3. 熟悉抗高血压药的应用原则。
4. 了解非一线抗高血压药的降压特点、临床应用、不良反应及注意事项。

二、知识要点

抗高血压药物分类

- 利尿药：氢氯噻嗪等。
- 肾上腺素受体阻断药：①α 受体阻断药：哌唑嗪。
  ②β 受体阻断药：普萘洛尔。
  ③α 和 β 受体阻断药：拉贝洛尔。
- 钙通道阻滞药：硝苯地平。
- 血管紧张素Ⅰ转化酶抑制剂：卡托普利。
- 血管紧张素Ⅱ受体阻断药：氯沙坦。
- 中枢性降压药：可乐定。
- 神经节阻断药：美卡拉明。
- 去甲肾上腺素能神经末梢阻滞药：利血平。
- 扩张血管药：硝普钠。

利尿降压药

- 特　　点：温和、可靠、耐受性良好。
- 降压机制：①早期：排钠利尿使血容量下降。
  ②长期：$Na^{+}-Ca^{2+}$交换减少，血管平滑肌舒张。
- 临床应用：①单用治疗轻度高血压。
  ②合用其他降压药治疗中、重度高血压。
- 不良反应：同十八章。

血管紧张素Ⅰ转化酶抑制剂

- 特　　点：①降压而不伴反射性心率加快。
  ②逆转血管壁增生和心肌肥厚。
- 降压机制：抑制 ACE，抑制循环中 RAAS 及局部组织中 RAAS。
- 临床应用：高血压、心力衰竭。
- 不良反应：刺激性干咳；孕妇、肾动脉狭窄、高血钾病人禁用。

血管紧张素Ⅱ受体阻断药
- 特　　点：不影响缓激肽的降解，无干咳反应。
- 降压机制：选择性阻断 AT_1 受体，抑制 Ang Ⅱ 的效应，逆转肥大的心室肌细胞。
- 临床应用：用于不能耐受血管紧张素Ⅰ转化酶抑制剂所致干咳的高血压病人，对原发性和高肾素型高血压疗效尤佳；心功能不全。
- 不良反应：本品除不引起咳嗽及血管神经性水肿外，其余不良反应与血管紧张素Ⅰ转化酶抑制剂相似。

β 受体阻断药
- 特　　点：温和、缓慢、持久，长期应用不易产生耐受性。
- 降压机制：①阻断心脏 β 受体，降低心排出量。②减少肾素分泌。
- 临床应用：轻、中度高血压，伴高肾素型、心绞痛、脑血管病、快速性心律失常者尤佳。
- 不良反应：长期应用不能突然停药，支气管哮喘患者禁用。

钙通道阻滞药
- 特　　点：降压作用快而强；降压时伴有反射性心率加快。
- 降压机制：阻滞 Ca^{2+} 通道，能松弛血管平滑肌，降低心肌收缩力，使血压下降。
- 临床应用：适用于治疗轻、中、重度高血压，尤其对低肾素性高血压疗效好。
- 不良反应：头痛、面部潮红、眩晕、心悸、踝部水肿。

三、复习思考题

（一）是非题

1. 普萘洛尔在降低血压的同时可使心率加快。
2. 硝苯地平在降低血压的同时可使心率减慢。
3. 哌唑嗪的降压作用是通过阻断 β 受体实现的。
4. 氢氯噻嗪常作为基础降压药用于高血压的治疗。

（二）选择题

A_1 型题

1. 高血压合并支气管哮喘的患者不宜应用下列何药降压
   A. 氢氯噻嗪　B. 哌唑嗪　C. 卡托普利
   D. 普萘洛尔　E. 硝普钠
2. 治疗伴有心率加快的高血压宜选用
   A. 普萘洛尔　B. 哌唑嗪　C. 硝普钠
   D. 肼屈嗪　E. 氢氯噻嗪
3. 治疗伴有心功能不全的高血压宜选用
   A. 普萘洛尔　B. 可乐定　C. 利血平
   D. 卡托普利　E. 甲基多巴
4. 治疗高血压危象宜选用
   A. 可乐定　B. 利血平　C. 哌唑嗪
   D. 普萘洛尔　E. 硝普钠

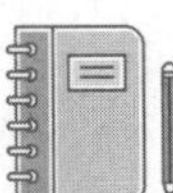

5. 下列何药是选择性 α_1 受体阻断药

A. 可乐定　　B. 哌唑嗪　　C. 酚妥拉明

D. 硝苯地平　　E. 卡托普利

6. 硝普钠主要用于

A. 用于高血压危象

B. 用于中度高血压伴肾功能不全

C. 用于重度高血压

D. 用于轻、中度高血压

E. 用于中、重度高血压

7. 卡托普利的抗高血压机制是

A. 抑制肾素活性

B. 抑制血管紧张素Ⅰ转化酶的活性

C. 直接扩张血管

D. 中枢性降压作用

E. 阻断β受体

8. 选择性阻滞 Ca^{2+} 通道的是

A. 可乐定　　B. 普萘洛尔　　C. 硝苯地平

D. 利血平　　E. 氢氯噻嗪

9. 高血压伴有痛风的病人不宜用

A. 氢氯噻嗪　　B. 卡托普利　　C. 哌唑嗪

D. 可乐定　　E. 肼屈嗪

10. 可防止和逆转高血压病人血管壁增厚的降压药是

A. 卡托普利　　B. 哌唑嗪　　C. 硝普钠

D. 肼屈嗪　　E. 氢氯噻嗪

11. 不能用于治疗高血压的是

A. 可乐定　　B. 哌唑嗪　　C. 酚妥拉明

D. 硝苯地平　　E. 卡托普利

12. 长期应用突然停药后可能导致血压升高的降压药是

A. 硝苯地平　　B. 卡托普利　　C. 普萘洛尔

D. 哌唑嗪　　E. 氢氯噻嗪

13. 伴有支气管哮喘的高血压病人宜选用的降压药是

A. 普萘洛尔　　B. 硝普钠　　C. 硝苯地平

D. 卡托普利　　E. 阿替洛尔

14. 同时具有抗高血压和抗心绞痛作用的药物是

A. 可乐定　　B. 肼屈嗪　　C. 硝苯地平

D. 利血平　　E. 氢氯噻嗪

15. ACEI 不包括

A. 卡托普利　　B. 雷米普利　　C. 依那普利

D. 培哚普利　　E. 氯沙坦

16. ACEI 在降压时

A. 引起脂质代谢紊乱　B. 有耐受性及停药的反跳现象

C. 改善心肌和动脉顺应性　D. 伴有反射性心率加快

E. 低血钾

17. 首次给药可导致严重的低血压的药物是

A. 普萘洛尔　B. 氢氯噻嗪　C. 哌唑嗪

D. 卡托普利　E. 氯沙坦

A_2型题

18. 一高血压患者，合并支气管哮喘，应避免选用

A. 普萘洛尔　B. 可乐定　C. 甲基多巴

D. 卡托普利　E. 硝苯地平

19. 一高血压患者，合并心功能不全，应避免选用

A. 普萘洛尔　B. 哌唑嗪　C. 硝普钠

D. 卡托普利　E. 硝苯地平

20. 某患者长期应用卡托普利治疗高血压，为防止高血钾，不宜应用下列哪种利尿药

A. 氢氯噻嗪　B. 氯噻酮　C. 呋塞米

D. 螺内酯　E. 依他尼酸

（三）简答题

1. 一线降压药物有哪几类?

2. 如何指导合并有糖尿病、心力衰竭、窦性心动过速、肾功能不良、消化性溃疡的高血压患者选药?

四、参考答案

（一）是非题

1. × 2. × 3. × 4. √

扫码“看一看”

（二）选择题

1. D 2. A 3. D 4. E 5. B 6. A 7. B 8. C 9. A 10. A 11. C 12. C 13. C 14. C 15. E 16. C 17. C 18. A 19. A 20. D

（三）简答题

1. 利尿药：氢氯噻嗪；β 受体阻断药：普萘洛尔；钙拮抗药：硝苯地平等；血管紧张素 I 转化酶抑制剂：卡托普利等；血管紧张素 II 受体阻断药：氯沙坦等。

扫码“练一练”

2. 合并糖尿病高血压：ACEI 类；合并心衰者：宜用氢氯噻嗪，硝苯地平，血管紧张素 I 转化酶抑制剂等；合并窦性心动过速者：宜用 β 受体阻断药；合并肾功能不良者：宜用血管紧张素 I 转化酶抑制剂，硝苯地平，甲基多巴，哌唑嗪；合并消化性溃疡者：宜用可乐定，禁用利血平。

（刘翠翠）

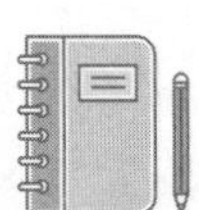

第二十章　抗心律失常药

一、学习目标

1. 掌握抗心律失常药的分类及其代表药物。

2. 掌握利多卡因、苯妥英钠、普萘洛尔、胺碘酮、维拉帕米的抗心律失常特点、临床应用、主要不良反应和注意事项。

3. 了解其他抗心律失常药的特点。

二、知识要点

分类：
- Ⅰ类药：钠通道阻滞药
  - ⅠA类　适度阻钠，奎尼丁、普鲁卡因胺。
  - ⅠB类　轻度阻钠，利多卡因、苯妥英钠。
  - ⅠC类　重度阻钠，氟卡尼、普罗帕酮。
- Ⅱ类药：β受体阻断药：普萘洛尔。
- Ⅲ类药：延长动作电位时程药：胺碘酮。
- Ⅳ类药：钙通道阻滞药：维拉帕米。

奎尼丁：
- 临床应用：广谱抗心律失常药，房扑、房颤疗效较好。
- 不良反应：①胃肠道反应；②金鸡纳反应；③心脏毒性。

利多卡因：
- 临床应用：室性心律失常首选药，如急性心肌梗死患者的室性早搏、室性心动过速及心室颤动。
- 不良反应：同局麻药。

苯妥英钠：
- 临床应用：主要用于治疗室性心律失常，特别对强心苷中毒引起的快速性心律失常，为首选药。
- 不良反应：静脉注射过快时可引起心律失常，本品注射剂呈强碱性，应稀释后注射，可减轻注射时疼痛。

普罗帕酮：
- 临床应用：用于室上性及室性早搏、心动过速及预激综合征等。
- 不良反应：心血管反应严重：可致心律失常，传导阻滞，窦房结功能障碍。

普萘洛尔：
- 临床应用：窦性心动过速首选药，适用于室上性心律失常，尤其对交感神经兴奋有关的各种室上性心律失常较好。
- 不良反应：同抗高血压药。

胺碘酮：
- 临床应用：广谱抗心律失常药，各种室上性及室性心律失常均有很好疗效
- 不良反应：①过量主要是心动过缓，也有尖端扭转型室性心动过速、室颤；②甲状腺功能紊乱；③肺纤维化；④角膜褐色颗粒沉着

维拉帕米{临床应用：阵发性室上性心动过速首选；房颤、房扑；房性心动过速。
不良反应：心动过缓，传导阻滞，血压下降等。

三、复习思考题

（一）选择题

A_1型题

1. 治疗室性早搏首选

A. 硝苯地平　　B. 维拉帕米　　C. 利多卡因

D. 普萘洛尔　　E. 苯妥英钠

2. 下列不能用于治疗心律失常的是

A. 奎尼丁　　B. 普萘洛尔　　C. 维拉帕米

D. 氢氯噻嗪　　E. 胺碘酮

3. 利多卡因对下列哪种心律失常效果最好

A. 房颤　　B. 房扑　　C. 室上性心动过速

D. 室性早搏　　E. 房室传导阻滞

4. 治疗心室颤动的首选药物是

A. 普萘洛尔　　B. 维拉帕米　　C. 利多卡因

D. 胺碘酮　　E. 奎尼丁

5. 苯妥英钠对哪种心律失常无效

A. 心肌梗死致室性心律失常　　B. 强心苷中毒致室性心律失常

C. 心室颤动　　D. 室性早搏

E. 室上性心动过速

（二）简答题

抗心律失常药分为哪几类？各类包括哪些药物？

扫码“看一看”

四、参考答案

（一）选择题

1. C　2. D　3. D　4. C　5. E

（二）简答题

扫码“练一练”

分类及代表药：Ⅰ类药：钠通道阻滞药。分为：①ⅠA类：适度阻钠，代表药有奎尼丁、普鲁卡因胺；②ⅠB类：轻度阻钠，代表药有利多卡因、苯妥英钠；ⅠC类：重度阻钠，代表药有氟卡尼、普罗帕酮。Ⅱ类药：β受体阻断药：代表药为普萘洛尔。Ⅲ类药：延长动作电位时程药：代表药为胺碘酮。Ⅳ类药：钙拮抗药：代表药为维拉帕米。

（刘翠翠）

第二十一章　抗心绞痛药

一、学习目标

1. 掌握抗心绞痛药硝酸甘油的药理作用、临床应用、不良反应和注意事项以及配伍用药。

2. 熟悉 β 受体阻断药和钙通道阻滞药的抗心绞痛作用特点、临床应用、不良反应。

二、知识要点

- 硝酸甘油
  - 体内过程：舌下含服可经口腔黏膜迅速吸收，起效迅速。
  - 作用机制
    - 扩张容量血管、阻力血管，降低心脏前、后负荷，降低心肌耗氧量。
    - 舒张冠脉，增加冠脉的血液供应量，改善缺血区的血供量。
    - 使冠脉血量从心外膜向心内膜重新分配，增加侧支循环。
  - 临床应用：各类型心绞痛，急性心肌梗死，心力衰竭。
  - 不良反应
    - 皮肤发红、搏动性头痛、体位性低血压 、心率加快。
    - 高铁血红蛋白症。
    - 连续用药后可出现耐受性，停药 1 ~2 周后，耐受性可消失。
- β 受体阻断药
  - 作用机制
    - 阻断 β 受体，降低心肌耗氧量。
    - 减慢心率，舒张期延长，利于血液从心外膜血管流向心内膜区。
  - 临床应用：治疗稳定及不稳定心绞痛，对伴有高血压或心律失常者更为适用。
  - 禁忌证：变异型心绞痛。
- 钙拮抗药
  - 作用机制
    - 抑制 Ca^{2+} 内流，舒张冠状动脉，增加冠状动脉流量。
    - 可防止缺血心肌细胞钙离子超负荷，避免心肌坏死。
    - 对急性心肌梗死能促进侧支循环，缩小梗死面积。
  - 临床应用：对冠状动脉痉挛及变异型心绞痛最为有效。

三、复习思考题

（一）是非题

1. 硝酸甘油和硝苯地平都属于硝酸酯类抗心绞痛药。
2. 硝酸甘油可以与普萘洛尔合用于治疗心绞痛。
3. 普萘洛尔适用于窦性心动过速、重度高血压和变异型心绞痛。
4. 普萘洛尔可用于治疗变异型心绞痛。
5. 硝酸甘油和普萘洛尔合用可取长补短，协同降低心肌耗氧量。

（二）选择题

A_1型题

1. 硝酸甘油用于心绞痛急性发作时采用的给药途径是

A. 口服　B. 舌下　C. 肌注
D. 吸入　E. 直肠

2. 变异型心绞痛患者不宜选用

A. 硝酸甘油　B. 地尔硫䓬　C. 硝苯地平
D. 普萘洛尔　E. 维拉帕米

3. 不具有扩张冠状动脉作用的药物是

A. 硝酸甘油　B. 硝酸异山梨酯　C. 硝苯地平
D. 维拉帕米　E. 普萘洛尔

4. 抗心绞痛药物的共同作用是

A. 降低心肌收缩力　B. 缩短射血时间　C. 扩张血管
D. 减慢心率　E. 降低心肌耗氧量

5. 关于硝酸甘油作用的描述，错误的是

A. 可扩张血管　B. 降低心肌耗氧量　C. 缩小心室容积
D. 减慢心率　E. 加快心率

6. 关于硝酸甘油，哪一项是错误的

A. 主要扩张静脉　B. 能加快心率　C. 增加室壁张力
D. 可用于心绞痛急性发作　E. 可扩张冠状血管

7. 普萘洛尔不适用于变异型心绞痛是因为

A. 可能诱发冠脉痉挛　B. 抑制心肌收缩力　C. 减慢心率
D. 血压下降　E. 减少心输出量

8. β受体阻断药用于心绞痛后，哪项是错误的

A. 可使多数患者心绞痛发作次数减少　B. 硝酸甘油用量减少
C. 运动耐量增加　D. 改善缺血性心电图的变化
E. 心室容量缩小

9. 以下叙述错误的是

A. 硝酸甘油因首关消除而舌下给药
B. 硝酸甘油可以大剂量连续给药
C. 普萘洛尔与硝酸甘油联用可取长补短
D. 硝苯地平不易引发心衰
E. 硝酸甘油也可以通过皮肤吸收

10. 普萘洛尔与硝酸甘油合用治疗心绞痛的理论根据不包括

A. 防止反射性心率加快　B. 协同降低心肌耗氧量
C. 避免心室容积增加　D. 避免普萘洛尔抑制心脏
E. 增强疗效

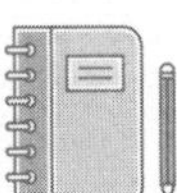

A_2型题

11. 某患者心绞痛急性发作宜首选

A. 硝酸甘油　　B. 普萘洛尔　　C. 吗啡
D. 阿托品　　E. 阿司匹林

12. 某女，53 岁，在其子婚礼上由于兴奋而突发心绞痛，请问可用哪种药
A. 奎尼丁口服　　B. 硝酸甘油舌下含服　　C. 利多卡因注射
D. 普鲁卡因胺口服　　E. 苯妥英钠注射

13. 一冠心病患者，因情绪激动，心绞痛急性发作，给予硝酸甘油，宜采用的给药途径是
A. 口服　　B. 舌下含化　　C. 肌注
D. 皮下注射　　E. 静注

（三）简答题

用于治疗心绞痛的药物分类及代表药？

四、参考答案

扫码“看一看”

（一）是非题

1. ×　2. √　3. ×　4. √　5. √

（二）选择题

1. B　2. D　3. E　4. E　5. D　6. C　7. A　8. E　9. B　10. D　11. A　12. B　13. B

扫码“练一练”

（三）简答题

分为三类：硝酸酯类：硝酸甘油；β 受体阻断药：普萘洛尔；钙通道阻滞药：硝苯地平。

（刘翠翠）

第二十二章　抗慢性心功能不全药

一、学习目标

1. 掌握强心苷类药物的药理作用、临床应用、不良反应及注意事项。

2. 熟悉血管紧张素Ⅰ转化酶抑制药、血管紧张素Ⅱ受体阻断药、利尿药、β受体阻断药治疗慢性心功能不全的特点。

3. 了解其他抗慢性心功能不全药的特点。

二、知识要点

- 抗慢性心功能不全药
  - 肾素－血管紧张素－醛固酮系统抑制药
    - 血管紧张素转化酶抑制药：卡托普利。
    - 血管紧张素Ⅱ受体阻断药：氯沙坦。
    - 醛固酮受体拮抗药：螺内酯。
  - 利尿药：氢氯噻嗪。
  - β受体阻断药：卡维地洛。
  - 正性肌力药
    - 强心苷：地高辛。
    - 非苷类正性肌力药：多巴酚丁胺。
  - 血管扩张药：硝酸甘油。

- 强心苷
  - 作用机制：抑制心肌细胞膜上的 Na^+-K^+-ATP 酶。
  - 药理作用
    - 正性肌力作用。
    - 负性频率作用。
    - 对心肌电生理特性的影响：①窦房结自律性下降。②浦肯野纤维自律性增高。③房室结传导减慢。
  - 临床应用：慢性心功能不全，心房颤动，心房扑动，阵发性室上性心动过速
  - 不良反应
    - 胃肠道反应：恶心、呕吐、腹痛、腹泻等。
    - 神经系统症状：头痛、眩晕、幻觉、视力下降，黄、绿视等。
    - 心脏毒性反应：各种类型的心律失常。
  - 中毒解救
    - 轻度：停药，停用排钾利尿药。
    - 快速型心律失常：补钾；苯妥英钠、利多卡因。
    - 缓慢型心律失常：阿托品。
    - 严重：地高辛抗体 Fab 片段。

三、复习思考题

（一）选择题

A_1 型题

1. 强心苷与高效利尿药合用治疗心功能不全，应注意补充
   A. 钙盐　　B. 钾盐　　C. 镁盐
   D. 钠盐　　E. 高渗葡萄糖
2. 强心苷不能用于下列哪种情况
   A. 慢性心功能不全　　B. 阵发性室上性心动过速
   C. 室性心动过速　　D. 心房颤动
   E. 心房扑动
3. 下列药物中何药不宜用于慢性心功能不全患者
   A. 地高辛　　B. 氢氯噻嗪　　C. 酚妥拉明
   D. 卡托普利　　E. 甘露醇
4. 强心苷中毒引起的快速型心律失常应首选何药治疗
   A. 普萘洛尔　　B. 奎尼丁　　C. 苯妥英钠
   D. 普鲁卡因胺　　E. 胺碘酮
5. 心源性哮喘不能应用下列哪种药物
   A. 吗啡　　B. 强心苷　　C. 呋塞米
   D. 硝普钠　　E. 肾上腺素
6. 强心苷轻度中毒可应用
   A. 氯化钙　　B. 氯化钾　　C. 硫酸镁
   D. 呋塞米　　E. 高渗葡萄糖
7. 地高辛主要用于治疗
   A. 慢性心功能不全　　B. 房室传导阻滞　　C. 室性早搏
   D. 重度二尖瓣狭窄　　E. 心包炎
8. 对地高辛过量中毒引起的心动过速，哪一项是不应采取的措施
   A. 用呋塞米加速排出　　B. 停药　　C. 给氯化钾
   D. 给苯妥英钠　　E. 给地高辛的特异性抗体
9. 不可用于心力衰竭的药物是
   A. 肾素－血管紧张素－醛固酮系统抑制药　　B. 利尿药
   C. β 受体阻断药　　D. 正性肌力药
   E. 血管收缩药
10. 卡托普利治疗充血性心力衰竭时不具有的特点是
    A. 增加外周血管阻力
    B. 减少醛固酮生成，进而减轻水钠潴留
    C. 抑制心肌及血管重构，改善心功能
    D. 心输出量增加
    E. 肾血流量增加

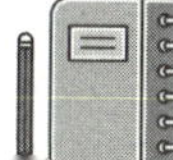

11. 能逆转心肌肥厚，降低病死率的抗慢性心功能不全药是
    A. 地高辛　B. 卡托普利　C. 氢氯噻嗪
    D. 硝普钠　E. 肼屈嗪
12. 妊娠患者的心衰最不宜选用的药物是
    A. 利尿药　B. α 受体阻断药　C. β 受体阻断药
    D. 钙通道阻断药　E. 血管紧张素转换酶抑制药
13. 久用可致血钾增高的抗心衰药物是
    A. 氢氯噻嗪　B. 地高辛 C. 卡托普利
    D. 普萘洛尔　E. 硝酸甘油
14. 治疗轻度心衰宜选用的利尿药是
    A. 呋塞米　B. 布美他尼　C. 依他尼酸
    D. 氢氯噻嗪　E. 氨苯蝶啶
15. β 受体阻断药可用于
    A. 轻中度慢性心功能不全　B. 支气管哮喘
    C. 严重房室传导阻滞　D. 严重低血压
    E. 严重左心室功能不全
16. β 受体阻断药用于 CHF 错误的是
    A. 阻断 β_1受体，降低交感神经张力
    B. 抑制 RAAS，逆转心室重构
    C. 心率减慢，心肌耗氧量降低
    D. 长期应用可以上调 β_1 受体
    E. 开始宜使用较大剂量

（二）简答题

1. 治疗心功能不全的药物分几类？各类包括那些药物？
2. 试述地高辛的主要作用及用途？
3. 试述强心苷类药物的主要不良反应及中毒解救？

四、参考答案

（一）选择题

1. B　2. C　3. E　4. C　5. E　6. B　7. A　8. A　9. E　10. A　11. B　12. E　13. C　14. D　15. A　16. E

（二）简答题

1. 强心苷类药：地高辛；非强心苷类正性肌力药：氨力农、米力农；减轻心脏负荷药：利尿药－呋塞米、氢氯噻嗪，血管舒张药—硝酸甘油、肼屈嗪；ACEI：卡托普利及血管紧张素Ⅱ受体阻断药：氯沙坦等，β 受体阻断药—卡维地洛、美托洛尔；钙拮抗药—硝苯地平。

2. ①作用：正性肌力作用：缩短心肌收缩期，增加衰竭心脏的心输出量，降低衰竭心脏耗氧量；负性频率作用；对心肌电生理特性的影响：降低窦房结的自律性，提高浦肯野纤维自律性及缩短不应期，降低房室结传导性，缩短心房肌有效不应期。②用途：慢性心

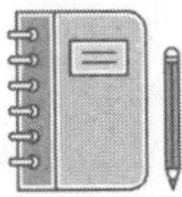

功能不全；某些心律失常：心房颤动，心房扑动，阵发性室上性心动过速

3. ①不良反应：胃肠道反应包括恶心、呕吐、腹痛、腹泻等。神经系统症状：头痛、眩晕、幻觉、视力下降，黄、绿视等。心脏毒性反应：各种类型的心律失常。②轻度：停药，补钾，阻止强心苷与 Na^+-K^+-ATP 酶结合，阻止毒性发展；快速型心律失常：苯妥英钠；缓慢型心律失常：阿托品；严重：地高辛抗体 Fab 片段。

（刘翠翠）

扫码“看一看”

扫码“练一练”

第二十三章　抗动脉粥样硬化药

一、学习目标

1. 熟悉 HMG－CoA 还原酶抑制剂的药理作用、临床应用和不良反应。
2. 了解其他抗动脉粥样硬化药的特点。

二、知识要点

HMG－CoA 还原酶抑制剂类
- 常用药物：洛伐他汀、辛伐他汀、普伐他汀、氟伐他汀、阿伐他汀和西立他汀。
- 药理作用：竞争性抑制 HMG－CoA 还原酶的活性，而有效地使胆固醇合成受阻，达到降低血脂的目的。
- 临床应用：原发性高胆固醇血症，杂合子家族性高脂蛋白血症和Ⅲ型高脂蛋白血症，以及糖尿病性和肾病性高脂血症，伴有胆固醇升高的Ⅱ、Ⅲ型高脂蛋白血症的首选药。
- 不良反应：胃肠道反应，孕妇、哺乳期妇女及对本品过敏者禁用。

胆汁酸螯合剂考来烯胺
- 药理作用：与胆汁酸牢固结合成为不能被吸收的胆汁酸螯合物，阻断体内胆汁酸的肝肠循环，胆酸大量消耗，促使肝细胞增加胆酸合成。
- 临床应用：以总胆固醇和 LDL－C 升高为主的家族性高脂蛋白血症和原发性高胆固醇血症（Ⅱa 型高脂蛋白血症）。
- 不良反应：常见的是胃肠道不适和便秘等，可引起脂溶性维生素、钙缺乏和高氯性酸血症。

抗氧化剂普罗布考
- 药理作用：对 LDL 氧化有抑制作用，因而有减少氧化 LDL 所致动脉粥样硬化和保护血管内膜及消除胆固醇酯沉积作用。
- 临床应用：治疗各型高胆固醇血症。对继发于肾病综合征或糖尿病的Ⅱ型脂蛋白血症也有效。较长期应用可使冠心病发病率降低，已形成的动脉粥样硬化病变停止发展或消退，黄色瘤变薄或消退，并减少这类病人心肌梗死的发病率。
- 不良反应：以胃肠道反应为主，如恶心、腹泻、腹痛、腹胀等。用药期间注意心电图的变化，近期有心肌损伤者禁用。孕妇及小儿禁用。

三、复习思考题

简答题

抗动脉粥样硬化药的分类及代表药。

四、参考答案

简答题

HMG－CoA 还原酶抑制剂类：洛伐他汀、辛伐他汀、普伐他汀等；胆汁酸螯合剂：考来烯胺；烟酸类：烟酸；贝特类：非诺贝特；抗氧化剂：普罗布考。

（刘翠翠）

扫码“看一看”

扫码“练一练”

第二十四章　血液与造血系统用药

一、学习目标

1. 掌握促凝血药维生素 K 的药理作用、临床应用、不良反应；抗凝血药肝素、华法林的药理作用、临床应用、不良反应；常用抗贫血药铁剂的药理作用、临床应用、不良反应。

2. 熟悉：尿激酶的药理作用、临床应用、不良反应；叶酸的药理作用、临床应用、不良反应。

二、知识要点

1. 促凝血药

- 维生素 K
  - 药理作用
    - 维生素 K 的主要作用是参与肝合成凝血因子Ⅱ、Ⅶ、Ⅸ、Ⅹ，抗凝血蛋白 C 和抗凝血蛋白 S。
    - 维生素 K 是 γ－羧化酶的辅酶，可促进这些凝血因子前体蛋白分子氨基末端谷氨酸残基的 γ－羧化作用，使这些因子具有活性，与 Ca^{2+} 结合，再与带有大量负电荷的血小板。
    - 磷脂结合，使血液凝固正常进行。
  - 临床应用
    - 梗阻性黄疸、胆瘘、慢性腹泻、早产儿、新生儿出血等病人及因香豆素类、水杨酸类药物或其他原因导致的凝血酶原过低而引起的出血。
    - 预防长期应用广谱抗生素继发的维生素 K 缺乏症。
  - 不良反应
    - 维生素 K 毒性低，静脉注射维生素 K_1 速度快时，可产生面部潮红、出汗、血压下降，甚至可发生虚脱。
    - 维生素 K_3 和 K_4 常导致胃肠道反应，引起恶心、呕吐等，较大剂量可使新生儿、早产儿出现溶血性贫血，高胆红素血症及黄疸，对红细胞缺乏葡萄糖－6－磷酸脱氢酶（G6PD）的特异质者也可诱发急性溶血性贫血。
    - 肝功能不良者应慎用。

2. 抗凝血药

- 肝素
  - 药理作用：通过激活抗凝血酶Ⅲ（ATⅢ）而发挥其抗凝作用。
  - 临床应用
    - 血栓栓塞性疾病
    - 弥散性血管内凝血（DIC）
    - 防治心肌梗死、脑梗死、心血管手术及外周静脉术后血栓形成
    - 体外抗凝
  - 不良反应
    - 主要是自发性出血，表现为各种黏膜出血、关节腔积血和伤口出血等。
    - 长期用药可致骨质疏松和骨折还可发生短暂性血小板减少。

- 华法林
  - 药理作用：维生素 K 拮抗剂，能竞争性拮抗维生素 K 的作用，导致肝脏产生无凝血活性的Ⅱ、Ⅶ、Ⅸ、Ⅹ因子。
  - 临床应用
    - 主要口服用于防治血栓栓塞性疾病。
    - 与血小板药合用，可减少外科大手术、风湿性心脏病、人工瓣膜置换术后的静脉血栓的发生率。
  - 不良反应
    - 应用过量易致自发性出血，最严重者为颅内出血，应严密观察。
    - 能通过胎盘屏障，可引起出血性疾病。
    - 可影响胎儿骨骼和血液蛋白质的 γ－羧化作用，影响胎儿正常发育。

3. 溶栓药

- 尿激酶
  - 可直接激活纤维蛋白溶酶原转变为纤溶酶，发挥溶栓作用。
  - 尿激酶无抗原性，不引起过敏反应，可用于链激酶过敏者。
  - 禁用于出血性疾病、新近创伤、消化道溃疡、伤口愈合中及严重高血压的病人。

4. 抗贫血药

- 铁剂
  - 药理作用：铁是红细胞成熟阶段合成血红素必不可少的物质。
  - 临床应用
    - 治疗失血过多或需铁增加所致的缺铁性贫血，疗效极佳。
    - 为使体内铁存储恢复正常，待血红蛋白正常后尚需减半量继续服药 2～3 个月。
  - 不良反应
    - 刺激胃肠道可引起恶心、呕吐、上腹部不适、腹泻等，Fe^{3+} 较 Fe^{2+} 多见。
    - 可引起便秘，这可能是因 Fe^{2+} 与肠蠕动生理刺激物硫化氢结合后，减弱了肠蠕动所致。
- 叶酸
  - 用于治疗各种巨幼红细胞性贫血。
  - 由于营养不良或婴儿期、妊娠期对叶酸的需要量增加所致的营养性巨幼红细胞性贫血，治疗时，以叶酸为主，辅以维生素 B_{12} 效果良好。
  - 对叶酸对抗药甲氨蝶呤、乙胺嘧啶等所致的巨幼红细胞性贫血，因二氢叶酸还原酶受抑制，四氢叶酸生成障碍，故需用亚叶酸钙治疗。

三、复习思考题

（一）填空题

1. 巨幼红细胞性贫血患者可补充________或________。

2. 在 DIC ________期使用肝素，目的是防止________和________消耗而引起继发性出血。

3. 肝素过量引起的出血特效药是________；华法林过量用________对抗；链激酶引起的出血可注射________对抗。

4. 肝素通过辅助因子________灭活多种凝血因子而发挥抗凝作用，此外肝素还能抑制________。

（二）选择题

A_1型题

1. 对抗肝素过量引起的自发性出血应首选

A. VitK　　B. 双香豆素　　C. 铁剂

D. 鱼精蛋白　　E. 垂体后叶素

2. 女，62岁，有低血压病史，清晨被人发现昏睡在床，嘴歪，流涎，呼之不应，送医院检查发现有肢体轻度瘫痪，诊断为脑血管栓塞，医生嘱给予尿激酶治疗，应采取何种给药途径

A. 肌注　　B. 皮下注射　　C. 静滴

D. 静注　　E. 口服

3. 铁剂可以治疗下列哪种疾病

A. 小细胞低色素贫血　　B. 再生障碍性贫血　　C. 巨幼细胞性贫血

D. 恶性贫血　　E. 急性溶血性贫血

4. 肝素过量可引起

A. 血压下降　　B. 手足抽搐　　C. 自发性出血

D. 过敏反应　　E. 心功能不全

5. 新生儿出血易选用

A. 氨甲苯酸　　B. 垂体后叶素　　C. 华法林

D. 维生素K　　E. 链激酶

6. 一老年病人，突发持久性胸骨后剧烈疼痛入院，诊断为急性心肌梗死，进行溶栓治疗应采用

A. 肝素　　B. 华法林　　C. 枸橼酸钠

D. 链激酶　　E. 酚磺乙胺

7. 慢性失血性贫血应选用

A. 叶酸　　B. 硫酸亚铁 + 维生素C　　C. 维生素B_{12}

D. 硫酸亚铁 + 维生素B_{12}　　E. 硫酸亚铁 + 叶酸

8. 肝素和双香豆素的共同点是

A. 在体内有抗凝作用

B. 在体内、体外有抗凝作用

C. 其抗凝作用依赖于抗凝血酶Ⅲ

D. 用于弥漫性血管内凝血的后期

E. 过量引起出血时可用维生素K对抗

9. 枸橼酸钠

A. 能用于体内抗凝　　B. 用于体外血液的保存　　C. 改善微循环

D. 只用于生化血检查　　E. 以上均对

10. 链激酶临床用于

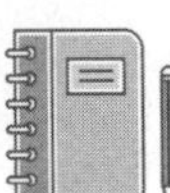

A. 大动脉炎　　B. 急性肺栓塞　　C. 陈旧性血栓栓塞性疾病

D. 体外循环　　E. 以上均正确

（三）简答题

比较肝素与双香豆素抗凝作用异同。

四、参考答案

（一）填空题

1. 叶酸、维生素 B_{12}
2. 早、纤维蛋白、凝血因子
3. 硫酸鱼精蛋白、维生素 K、氨甲苯酸
4. 抗凝血酶Ⅲ、血小板聚集
5. 硫酸亚铁、枸橼酸铁铵、右旋糖酐铁

扫码“看一看”

（二）选择题

1. D　2. D　3. A　4. C　5. D　6. D　7. B　8. A　9. B　10. B

（三）简答题

扫码“练一练”

肝素在体内、外均可抗凝，特点是显效快，持续时间短，口服无效，其作用机制主要是激活血浆内抗凝血酶Ⅲ；双香豆素只有体外抗凝作用，特点是显效慢，作用过于持久，不易控制，可以口服，其作用机制是在肝脏抑制维生素 K 由环氧化物向氢醌型转化，从而阻止维生素 K 的反复利用。

（回景芳）

第二十五章　抗组胺药

一、学习目标

1. 掌握常用 H_1受体阻断药（苯海拉明、异丙嗪）的药理作用、临床应用、不良反应。
2. 了解组胺受体的分布及生理效应。

二、知识要点

- 抗组胺药
  - 药理作用
    - 阻断 H_1 受体。
    - 中枢抑制作用。
    - 苯海拉明、异丙嗪等具有阿托品样抗胆碱作用，防晕止吐作用较强。
  - 临床应用
    - 皮肤黏膜变态反应性疾病。
    - 防晕止吐。
    - 其他：某些具有明显镇静作用的 H_1受体阻断药（如异丙嗪）可与其他药物（如平喘药氨茶碱）配伍使用，以对抗氨茶碱中枢兴奋失眠的不良反应。对气道炎症起到一定的治疗效果。
  - 不良反应
    - 中枢神经系统反应第一代药物多见镇静、嗜睡、乏力等中枢抑制现象，以苯海拉明和异丙嗪最为明显，驾驶员或高空作业者工作期间不宜使用。
    - 消化道反应：口干、厌食、便秘或腹泻。
    - 偶见粒细胞减少及溶血性贫血。

三、复习思考题

选择题

1. 抗组胺药可减轻变态反应，是通过
   A. 抑制组胺释放　　B. 抑制组胺合成　　C. 激活组胺酶
   D. 竞争组胺受体　　E. 影响组胺代谢
2. H_1受体阻断剂常用于缓解
   A. 过敏性休克　　B. 过敏性哮喘　　C. 过敏性紫癜
   D. 皮肤黏膜过敏症状　　E. 过敏性鼻炎
3. 不具有防晕止吐的药物是
   A. 苯海拉明　　B. 异丙嗪　　C. 氯苯那敏
   D. 氯丙嗪　　E. 以上均不正确

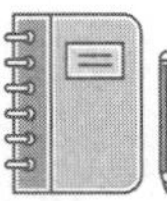

4. 下列哪个药物是 H_2受体阻断药

A. 组胺　　B. 异丙嗪　　C. 苯海拉明
D. 氯苯那敏　　E. 西咪替丁

四、参考答案

1. D　2. D　3. C　4. E

（回景芳）

扫码“看一看”

扫码“练一练”

第二十六章　作用于消化系统药

一、学习目标

1. 掌握常用胃酸分泌抑制药 H_2受体阻断药、H^+泵抑制药的药理作用、不良反应；掌握硫酸镁的药理作用、临床应用、不良反应。

2. 熟悉常用抗酸药的作用特点。

3. 了解胃黏膜保护药、常用抗幽门螺杆菌药的作用特点、临床应用；了解常用助消化药的作用特点、临床应用；了解常用止泻药与止吐药的作用特点、临床应用。

二、知识要点

1. 抑制胃酸分泌药

- 西咪替丁
  - 药理作用：阻断壁细胞上的 H_2 受体，抑制基础胃酸分泌和夜间胃酸分泌，对促胃液素及 M 受体激动药引起的胃酸分泌也有抑制作用。
  - 不良反应
    - 一般表现为头痛、头晕、乏力、腹泻、便秘、肌肉痛、皮疹、皮肤干燥及脱发。
    - 中枢神经系统反应可见睡眠、定向力障碍，焦虑、幻觉。
    - 对内分泌系统的抗雄激素作用及促催乳素分泌作用，可出现精子数量减少、性功能减退、男性乳腺发育、女性溢乳等。
    - 还偶可见心动过缓、肝肾功能损伤、白细胞减少等。
- 奥美拉唑
  - 药理作用
    - H^+-K^+-ATP 酶抑制药具有强力抑酸作用。
    - 抑酸作用强持久。
    - 对幽门螺杆菌有抑制作用。
  - 临床应用：反流性食管炎、消化性溃疡、上消化道出血及幽门螺杆菌感染。
  - 不良反应
    - 有头痛、头昏、失眠、外周神经炎等神经系统症状。
    - 在消化系统方面可见口干、恶心、呕吐及腹胀。
    - 可见男性乳腺发育、皮疹、溶血性贫血等。

2. 泻药

- 硫酸镁
  - 药理作用：大量口服后其硫酸根离子、镁离子在肠道很难被吸收，产生的肠内容物高渗又可抑制肠内水分的吸收，增加肠腔容积，扩张肠道，刺激肠道蠕动。
  - 临床应用：急性便秘、药物中毒、惊厥、高血压危象等。
  - 注意事项：妊娠妇女、月经期妇女、体弱和老年人慎用。

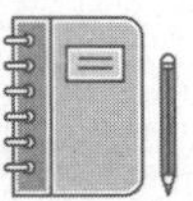

3. 抗酸药

碳酸氢钠
- 俗称小苏打，作用强，起效快而作用短暂
- 中和胃酸时产生 CO_2，可引起嗳气、腹胀，继发性胃酸分泌增加
- 口服后可被肠道吸收，导致碱血症和碱化尿液

三、复习思考题

（一）是非题

1. 西咪替丁通过阻断组胺 H_1受体抑制胃酸分泌产生抗溃疡病作用。
2. 硫酸镁口服给药具有抗惊厥作用，注射给药具有导泻作用。

（二）选择题

A_1 型题

1. 可引起腹泻的抗酸药是
   A. 氢氧化铝　　B. 碳酸钙　　C. 三硅酸镁
   D. 碳酸氢钠　　E. 硫酸镁
2. 长期应用氢氧化铝制剂可引起
   A. 腹泻　　B. 恶心　　C. 呕吐
   D. 便秘　　E. 碱中毒
3. 抢救中枢性抑制药中毒宜选用
   A. 硫酸镁　　B. 酚酞　　C. 甘油
   D. 硫酸钠　　E. 液状石蜡
4. 西咪替丁最适于治疗
   A. 十二指肠溃疡　　B. 胃溃疡　　C. 慢性胃炎
   D. 过敏性肠炎　　E. 反流性食管炎
5. 下列哪种药物不能治疗消化性溃疡
   A. 硫酸镁　　B. 三硅酸镁　　C. 西咪替丁
   D. 哌仑西平　　E. 奥美拉唑
6. 硫酸镁中毒时应选用下列何药对抗
   A. 氯化钾　　B. 氯化钠　　C. 氯化钙
   D. 碳酸氢钠　　E. 新斯的明
7. 西咪替丁抗消化性溃疡的原理是
   A. 中和过多的胃酸　　B. 阻断 H_1受体　　C. 阻断 H_2受体
   D. 激动 H_2受体　　E. 保护胃黏膜
8. 药物急性中毒需迅速用硫酸镁导泻时应采用
   A. 口服　　B. 肌内注射　　C. 静脉注射
   D. 直肠给药　　E. 以上均可

B 型题

（9～11 题备选答案）

A. 西咪替丁　　B. 哌仑西平　　C. 丙谷胺
D. 碳酸氢钠　　E. 奥美拉唑

扫码“看一看”

扫码“练一练”

9. M_1受体阻断药

10. 胃壁细胞 H^+泵抑制药

11. H_2受体阻断药

四、参考答案

（一）是非题

1. × 2. ×

（二）选择题

1. C 2. D 3. D 4. A 5. A 6. C 7. C 8. A 9. B 10. E 11. A

（王 雪）

第二十七章　作用于呼吸系统药

一、学习目标

1. 掌握中枢性镇咳药可待因、平喘药沙丁胺醇、氨茶碱的药理作用、临床应用、不良反应。

2. 熟悉常用祛痰药氯化铵、溴己新及抗过敏平喘药色甘酸钠的药理作用、临床应用、不良反应。

二、知识要点

平喘药
- β受体激动药：沙丁胺醇、特布他林、克仑特罗等。
  - 选择性激动 β_2 受体，扩张支气管。
  - 用于防治支气管哮喘、喘息型支气管炎等。
  - 不良反应有恶心、头痛、心悸、手指震颤等。
- 茶碱类：氨茶碱。
  - 作用平喘、强心、利尿。
  - 用于支气管哮喘、哮喘持续状态及心源性哮喘的辅助治疗。
  - 不良反应有局部刺激性强、中枢兴奋作用、心律失常。
- M受体阻断药：异丙托溴铵。
  - 阻断M受体，松弛支气管平滑肌作用较强。
  - 用于支气管哮喘、慢性支气管炎。
- 抗炎平喘药：倍氯米松。
  - 抗炎、抗免疫、提高β受体对儿茶酚胺的敏感性。
  - 用于慢性支气管哮喘，起效缓慢。
  - 不良反应有咽喉部白色念珠菌感染。
- 抗过敏平喘药：色甘酸钠。
  - 稳定肥大细胞膜，抑制组胺、5－HT等过敏介质释放。
  - 只能用于预防哮喘发作。
  - 粉雾吸入，可能引起呛咳等。

镇咳药
- 中枢性镇咳药
  - 可待因：抑制咳嗽中枢，镇咳、镇痛、镇静。
    - 用于剧烈无痰干咳。
    - 长期应用有依赖性。
  - 右美沙芬：抑制咳嗽中枢，无依赖性。
  - 喷托维林：抑制咳嗽中枢，阿托品样作用，局麻作用。
- 外周性镇咳药
  - 苯丙哌林：抑制咳嗽中枢，抑制肺牵张感受器。
  - 苯佐那酯：较强的局麻作用，抑制肺牵张感受器及感觉神经末梢。

祛痰药
- 痰液稀释药：氯化铵，能使呼吸道腺体分泌浆液增加而使痰液稀释，使之易于咳出。临床主要用于急、慢性支气管炎，痰多而黏稠不易咳出的病人。
- 黏痰溶解药
  - 乙酰半胱氨酸：裂解黏蛋白，用于大量黏痰阻塞气道咳出困难者。
  - 溴己新：使痰液中的酸性黏蛋白纤维断裂，从而降低痰液黏稠度。临床主要用于急、慢性支气管炎，痰多而黏稠不易咳出的病人。

三、复习思考题

（一）是非题

1. 氨茶碱和吗啡既可用于心源性哮喘，也可用于支气管哮喘。
2. 色甘酸钠既能预防支气管哮喘发作，也能用于控制急性发作。

（二）选择题

A_1型题

1. 控制哮喘急性发作不能选用下列何药

A. 色甘酸钠　B. 沙丁胺醇　C. 异丙肾上腺素
D. 氨茶碱　E. 肾上腺素

2. 可待因主要用于治疗

A. 长期慢性咳嗽　B. 无痰剧咳　C. 多痰剧咳
D. 支气管哮喘　E. 痰多不宜咳出

3. 痰液黏稠不易咳出的支气管炎患者的对症治疗宜选用

A. 可待因　B. 喷托维林　C. 乙酰半胱氨酸
D. 苯佐那酯　E. 麻黄碱

4. 可待因用于镇咳的理由是

A. 镇咳作用强于吗啡
B. 无成瘾性
C. 成瘾性小于吗啡
D. 直接作用于外周呼吸系统而镇咳
E. 过量不会引起呼吸抑制

5. 下列平喘药不属于β受体激动药的是

A. 沙丁胺醇　B. 肾上腺素　C. 麻黄碱
D. 异丙肾上腺素　E. 氨茶碱

6. 伴有心源性水肿的支气管哮喘患者可选用下列何药平喘

A. 肾上腺素　B. 沙丁胺醇　C. 吗啡
D. 氨茶碱　E. 普萘洛尔

（三）简答题

试述平喘药的分类，每类举出一个代表药名。

四、参考答案

（一）是非题

1. ×　2. ×

（二）选择题

1. A　2. B　3. C　4. C　5. E　6. D

（三）简答题

①拟肾上腺素类：肾上腺素；②茶碱类：氨茶碱；③M 胆碱受体阻断药：异丙托溴铵；④过敏介质阻释药：色甘酸钠；⑤肾上腺皮质激素：糖皮质激素。

（王　雪）

扫码“看一看”

扫码“练一练”

第二十八章　子宫平滑肌收缩药和舒张药

一、学习目标

了解缩宫素、麦角新碱的药理作用、临床应用、不良反应及用药注意事项。

二、知识要点

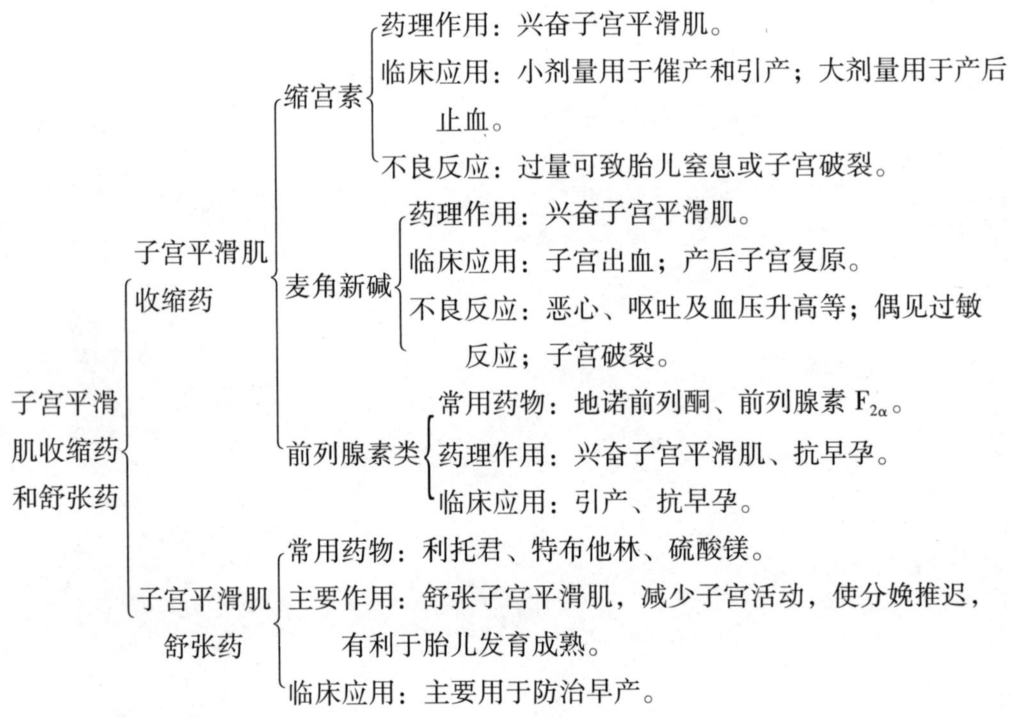

三、复习思考题

（一）填空题

1. 小剂量缩宫素使子宫________收缩，大剂量________收缩。

2. 缩宫素作用于缩宫素受体，促进________的生成，使胞质中________浓度升高，引起子宫平滑肌收缩。

3. ________激素可提高子宫对缩宫素的敏感性，________激素则降低此敏感性。

（二）选择题

A_1 型题

1. 缩宫素兴奋子宫平滑肌的特点是

   A. 小剂量时引起子宫强直性收缩

   B. 子宫平滑肌对药物的敏感性与性激素水平无关

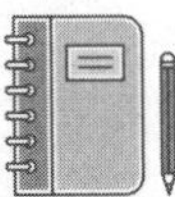

C. 增强子宫节律性收缩

D. 收缩血管，提高血压

E. 使子宫底部产生松弛作用，对子宫颈则产生节律性收缩

2. 缩宫素兴奋子宫平滑肌机制是

A. 直接兴奋子宫平滑肌

B. 激动子宫平滑肌的 β 受体

C. 阻断子宫平滑肌的 β 受体

D. 作用于子宫平滑肌细胞上的缩宫素受体

E. 以上都不是

3. 催产可选用

A. 缩宫素　B. 加压素　C. 麦角新碱

D. 麦角碱　E. 利托君

4. 大剂量缩宫素禁用于催产是因为

A. 子宫底部肌肉节律性收缩　B. 子宫无收缩

C. 子宫强直性收缩　D. 患者血压升高

E. 患者冠状血管收缩

5. 麦角新碱不宜用于催产和引产的原因主要是

A. 维持时间短　B. 收缩子宫平滑肌作用弱

C. 抑制胎儿呼吸　D. 升高孕妇血压

E. 子宫强直性收缩

B 型题

（6～10 题备选答案）

A. 垂体后叶素　B. 缩宫素　C. 加压素

D. 前列腺素　E. 麦角新碱

6. 足月催产和引产可选用

7. 肺出血可选用

8. 流产可选用

9. 垂体性尿崩症可选用

10. 产后子宫复原可选用

（三）问答题

简述缩宫素的药理作用。

四、参考答案

（一）填空题

1. 节律性、强直性　2. 磷酸肌醇、Ca^{2+}　3. 雌、孕

（二）选择题

1. C　2. A　3. A　4. C　5. E　6. B　7. A　8. D　9. C　10. E

（三）问答题

①作用快速而短暂，②对子宫体平滑肌兴奋作用强，对宫颈平滑肌兴奋作用弱；③小

扫码“看一看”

扫码“练一练”

剂量引起子宫平滑肌生理性收缩，大剂量引起子宫平滑肌强直性收缩；④雌激素增强子宫对缩宫素的敏感性；⑤早期子宫平滑肌对缩宫素不敏感，中、后期敏感，临产时达到高峰。

（王 雪）

第二十九章　肾上腺皮质激素类药

一、学习目标

1. 掌握糖皮质激素类药物的药理作用、临床应用、不良反应及用药注意事项。
2. 熟悉糖皮质激素类药物抗炎作用机制。
3. 了解盐皮质激素、促皮质素及皮质激素抑制药的作用特点和应用。

二、知识要点

- 肾上腺皮质激素类
  - 糖皮质激素
    - 药理作用及机制
      - 对代谢的影响：①升高血糖；②加速蛋白质分解代谢；③促使皮下脂肪分解、重新分布，形成向心性肥胖；④可使细胞合成代谢抑制，分解代谢增强；⑤保钠排钾。
      - 允许作用。
      - 抗炎作用：强大。
      - 抑制免疫作用。
      - 抗过敏作用。
      - 抗休克作用。
      - 其他作用：①退热作用；②提高中枢的兴奋性；③大剂量可使血小板、红细胞及中性白细胞数增多，但却降低中性粒细胞功能，并使淋巴细胞减少；④可出现骨质疏松。
    - 临床应用
      - 严重感染。
      - 防止某些炎症的后遗症。
      - 自身免疫性疾病。
      - 器官移植排斥反应。
      - 过敏性疾病。
      - 抗休克治疗。
      - 某些血液病。
      - 局部应用。
      - 替代疗法。
  - 盐皮质激素

- 肾上腺皮质激素类
  - 糖皮质激素
    - 不良反应
      - 大剂量长期应用引起的不良反应：①医源性肾上腺皮质功能亢进；②可诱发或加重感染；③诱发或加剧消化性溃疡；④骨质疏松、伤口愈合迟缓、肌肉萎缩等；⑤引起糖代谢紊乱导致糖尿病。
      - 停药反应：①医源性肾上腺皮质功能不全；②反跳现象和停药症状
  - 盐皮质激素：保钠排钾（促进 Na^+、U^- 重吸收和 K^+、H^+ 的排出）。

三、复习思考题

（一）名词解释

1. 反跳现象
2. 允许作用

（二）填空题

1. 糖皮质激素和抗生素合用治疗严重感染的目的是________、________、________。
2. 器官移植急性排斥危象时，可采用氢化可的松________疗法，其疗程不超________天。
3. 糖皮质激素用于慢性炎症的目的在于________、________和________。
4. 糖皮质激素常用于严重的细菌感染的主要原因是它具有________、________和________作用，但必须与足量、有效的________合用。

（三）选择题

A_1 型题

1. 长期使用糖皮质激素不会引起下列哪种不良反应
   A. 诱发消化道溃疡　B. 引起高血压　C. 骨质疏松
   D. 引起再生障碍性贫血　E. 皮肤变薄
2. 糖皮质激素抗炎作用的主要机制不包括
   A. 通过基因效应抑制炎细胞游走　B. 抑制炎症因子生成
   C. 稳定溶酶体膜　D. 降低毛细血管通透性
   E. 促进合成代谢
3. 糖皮质激素在临床上不可用于
   A. 器官移植
   B. 儿童急性淋巴细胞性白血病
   C. 自身免疫性疾病
   D. 结核病晚期
   E. 过敏性鼻炎
4. 糖皮质激素不具有以下哪一效应
   A. 促进糖原异生　B. 可增高血浆胆固醇　C. 长期用药造成骨质脱钙
   D. 加速蛋白质分解代谢　E. 能够排钠保钾

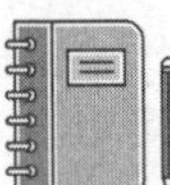

5. 严重肝功能不全患者需应用糖皮质激素时，不应选用

A. 泼尼松　　B. 氢化可的松　　C. 地塞米松
D. 泼尼松龙　　E. 倍他米松

6. 经体内转化后才有效的糖皮质激素是
A. 倍他米松　　B. 氢化可的松　　C. 地塞米松
D. 泼尼松　　E. 氟轻松

7. 下列何药可用于治疗糖皮质激素引起的负氮平衡
A. 黄体酮　　B. 苯丙酸诺龙　　C. 炔雌醇
D. 炔诺酮　　E. 甲状腺素

8. 治疗剂量时几无保钠排钾作用的糖皮质激素是
A. 地塞米松　　B. 可的松　　C. 氢化可的松
D. 泼尼松龙　　E. 泼尼松

9. 使用糖皮质激素治疗感染中毒性休克时，应采用
A. 反复静脉点滴给药
B. 一次负荷量肌内注射给药，然后静脉点滴维持给药
C. 小剂量快速静脉注射
D. 大剂量肌内注射
E. 大剂量突击静脉给药

10. 长期应用糖皮质激素可引起
A. 低血钾　　B. 高血钾　　C. 高血磷
D. 高血钙　　E. 钙、磷排泄减少

11. 糖皮质激素治疗过敏性支气管哮喘的主要机制是
A. 兴奋 β_2 受体
B. 抑制补体参与免疫反应
C. 使细胞内 cAMP 增多
D. 稳定肥大细胞膜，抑制炎症介质释放
E. 直接扩张支气管平滑肌

B 型题

（12 ~ 16 题备选答案）
A. 大剂量突击疗法　　B. 一般剂量长期疗法　　C. 小剂量替代疗法
D. 隔日疗法　　E. 局部外用

12. 肾上腺次全切除术后
13. 感染性休克
14. 肾病综合征
15. 湿疹
15. 为减少对肾上腺皮质的抑制，长期疗法中宜选用

（四）问答题

1. 简述糖皮质激素主要药理作用有哪些？
2. 糖皮质激素对严重急性感染性疾病有何治疗价值？并说明其作用机制。同时应注意什么问题？

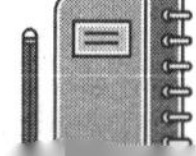

3. 简述糖皮质激素一般剂量长期疗法停药时应注意事项。

四、参考答案

(一) 名词解释

1. 长期用药因减量太快或突然停药所致原病复发或加重现象。

2. 糖皮质激素对有些组织细胞无直接效应，但可对其他激素发挥作用创造有利条件，称为允许作用。

(二) 填空题

1. 抗内毒素、抗休克、缓解毒血症状

2. 大剂量冲击、3~5

3. 抑制肉芽组织生长、可防止黏连疤痕形成、减轻后遗症

4. 抗休克、抗炎、抗内毒素、抗菌药物

(三) 选择题

1. D 2. E 3. D 4. E 5. A 6. D 7. B 8. A 9. E 10. A 11. D 12. C 13. A 14. B 15. E 16. D

(四) 问答题

扫码“看一看”

1. ①抗炎作用：具有强大的抗炎作用，能抑制各种原因引起的炎症反应；②抗休克作用：常用于严重休克，特别是中毒性休克的治疗；③免疫抑制与抗过敏作用：能干扰淋巴组织在抗原作用下的分裂和增殖，阻断致敏T淋巴细胞所诱发的单核细胞和巨噬细胞的募集从而抑制皮肤迟发性过敏反应。并能减少过敏介质的产生，因而减轻过敏性症状；④尚具有退热、提高中枢的兴奋性、使血液中性白细胞数增多以及淋巴细胞减少等其他作用。

扫码“练一练”

2. 糖皮质激素主要用于中毒型感染或同时伴有休克的严重急性感染者，其治疗价值在于迅速减轻症状，防止脑、心等重要器官的严重损害，争取时间以待抗菌药物控制感染。其作用主要机制是：①消除对机体特别有害的过度炎症反应；②抗内毒素；③抗休克；④缓解症状，以提高机体的抗应激能力。但因糖皮质激素有免疫抑制作用，宜在有效、足量抗菌药物治疗感染的前提下，用其作辅助治疗。又因为目前尚无十分有效的抗病毒药物，病毒性感染一般不用糖皮质激素类药物。

3. ①应缓慢减量停药，不可减量过快或突然停药。②停药后连续应用ACTH 7天左右；③在停药一年内如遇应激情况，如感染、创伤、手术时，应及时给予足量的糖皮质激素以免诱发肾上腺危象。

（王　雪）

第三十章　甲状腺激素类药及抗甲状腺药

一、学习目标

1. 掌握抗甲状腺药硫脲类、碘及碘化物的药理作用、临床应用、不良反应及用药注意事项。

2. 熟悉甲状腺激素的药理作用及临床应用。

3. 了解放射性碘和β受体阻断药的抗甲状腺作用特点及临床应用。

二、知识要点

- 甲状腺激素类药及抗甲状腺药
  - 甲状腺激素类药
    - 常用药物：甲状腺片、左甲状腺素、碘塞罗宁。
    - 药理作用：维持正常生长发育；促进代谢；提高交感神经系统的敏感性。
    - 临床应用：呆小病；黏液性水肿；单纯性甲状腺肿；T_3 抑制试验。
  - 抗甲状腺药
    - 硫脲类
      - 药理作用及机制：抑制甲状腺激素的合成；抑制外周 T_4 转化为 T_3；免疫抑制作用。
      - 临床应用：甲状腺功能亢进（甲亢）的内科治疗；甲亢的术前准备；甲状腺危象的治疗。
      - 不良反应：甲硫氧嘧啶发生率高，其中粒细胞缺乏症最严重。
    - 碘及碘化物
      - 临床应用：小剂量预防单纯性甲状腺肿；大剂量，甲亢的术前准备和甲状腺危象的治疗。
      - 不良反应：注意诱发甲状腺功能紊乱。
    - 放射性碘
      - 临床应用：甲状腺摄碘功能检查；甲亢的治疗：适用于不宜手术或术后复发及硫脲类无效或过敏者。
    - β受体阻断药
      - 临床应用：甲亢及甲状腺危象，优点：不干扰硫脲类对甲状腺的作用，宜合用；甲亢的术前准备

三、复习思考题

（一）名词解释

甲状腺危象

（二）填空题

1. 甲状腺激素包括________和________，前者作用________维持时间________，后者作用________，维持时间________。

2. 甲状腺激素水平低下，在幼儿可导致________，在成人可引起________。

3. 目前常用的抗甲状腺药有________、________、________和________四类。

4. 硫脲类可分为二类：________和________，前者包括________和________，后者包括________和________。

5. ________用于鉴别甲减患者的病变部位，若注射________后甲状腺摄碘率增高，说明病变部位在________；若不增高则在________。

（三）选择题

A_1型题

1. 甲状腺激素中活性最强的是

A. T_3　　B. T_4　　C. T_3

D. TRH　　E. TSH

2. 甲状腺素的特点表述正确的是

A. 口服生物利用度较T_3高　　B. 作用快而强，维持时间短

C. 作用慢而弱，维持时间长　　D. 生物活性较T_3高

E. 血浆蛋白结合率较T_3低

3. 黏液性水肿昏迷者应

A. 立即口服甲状腺激素　　B. 立即注射大量T_3

C. 先给糖皮质激素，再用甲状腺激素　　D. 丙硫氧嘧啶

E. 丙硫氧嘧啶 + 大剂量碘剂

4. 关于甲状腺激素的表述错误的是

A. 维持正常生长发育

B. 促进代谢和产热

C. 与血浆蛋白结合率达到99%以上

D. 可用于单纯性甲状腺肿的治疗

E. 降低对儿茶酚胺的敏感性

5. 不属于抗甲状腺药的是

A. 甲状腺素　　B. 甲巯咪唑　　C. 普萘洛尔

D. 放射性碘　　E. 复方碘溶液

6. 甲巯咪唑治疗甲亢的主要机制是

A. 抑制甲状腺激素的释放　　B. 抑制甲状腺过氧化物酶

C. 抑制外周组织的T_4转化为T_3　　D. 直接控制高代谢症状

E. 抑制免疫球蛋白的生成

7. 有关硫脲类药表述错误的是

A. 大剂量时抑制甲状腺过氧化物酶从而抑制甲状腺激素合成

B. 甲亢一般症状改善需2～3周，基础代谢率恢复需1～2月

C. 不易通过胎盘

D. 易进入乳汁，哺乳妇女禁用

E. 抑制免疫球蛋白的生成，使血液循环中 TSI 下降

8. 甲硫氧嘧啶最常见的不良反应是

A. 过敏性反应　　B. 消化道反应　　C. 粒细胞缺乏症

D. 甲减　　E. 黄疸性肝炎

9. 硫脲类药最严重的不良反应是

A. 甲状腺功能减退　　B. 药疹　　C. 粒细胞缺乏症

D. 甲状腺肿　　E. 消化道反应

10. 妊娠伴有严重甲亢的首选药是

A. 甲状腺素　　B. 小剂量碘剂　　C. 卡比马唑

D. 丙硫氧嘧啶　　E. 放射性碘

B 型题

（11 ~14 题备选答案）

A. 左甲状腺素　　B. 丙硫氧嘧啶　　C. 小剂量碘

D. 大剂量碘　　E. 少量^{131}I

11. 青少年甲亢应选用

12. 甲状腺功能检查

13. 呆小病

14. 地方性甲状腺肿

（四）简答题

1. 简述甲状腺激素的药理作用及临床应用。

2. 简述如何进行甲亢术前准备，并说明各药对甲状腺组织的影响。

3. 简述碘剂不能单独用于甲亢内科治疗的原因。

四、参考答案

（一）名词解释

感染、外伤、手术、情绪激动等诱因，可致大量甲状腺激素突然释放入血使病人发生高热、虚脱、心衰、肺水肿、水和电解质紊乱等，严重时可致死亡，称为甲状腺危象。

（二）填空题

1. 甲状腺素　三碘甲状腺原氨酸　弱而慢　长　快而强　短

2. 呆小病　黏液性水肿

3. 硫氧类、碘和碘化物、放射性碘、β 受体阻断药

4. 硫氧嘧啶类、咪唑类、甲硫氧嘧啶、丙硫氧嘧啶、甲巯咪唑、卡比马唑

5. TSH 试验、TSH、腺垂体、甲状腺

（三）选择题

1. A　2. C　3. B　4. E　5. A　6. B　7. C　8 A　9. C　10. D　11. B　12. E　13. A　14. C

（四）问答题

1. 甲状腺激素的药理作用　①维持正常生长发育；②促进代谢和产热；③提高机体交

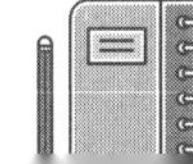

扫码“看一看”

扫码“练一练”

感-肾上腺系统的敏感性。临床应用：①呆小病；②黏液性水肿；③单纯性甲状腺肿；④T_3抑制试验。

2. 甲亢术前准备先服用硫脲类药物，使甲状腺功能恢复或接近正常；而后在术前两周左右加服大量碘剂，利于手术进行及减少出血。前者使甲状腺腺体增生，组织脆而充血，不利于手术进行；后者使腺体缩小变韧，血管减少，利于手术进行。

3. 大剂量碘抗甲状腺作用，主要通过抑制蛋白水解酶而抑制甲状腺激素的释放；还可抑制过氧化物酶，而减少甲状腺激素的合成。所以大剂量碘作用快而强，10～15d达到最大效应。若继续用药，反使摄碘受抑制，细胞内碘离子浓度下降，从而失去抑制激素合成的效应，可使甲亢症状又复发。故不能单用大剂量碘治疗甲亢。

（金　朗）

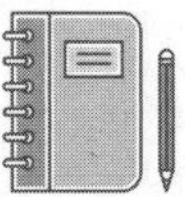

第三十一章 胰岛素及口服降血糖药

一、学习目标

1. 掌握胰岛素及磺酰脲类口服降血糖药的药理作用、作用机制、临床应用与主要不良反应。

2. 熟悉双胍类、α－葡萄糖苷酶抑制剂、胰岛素增敏剂的降血糖作用特点及应用。

二、知识要点

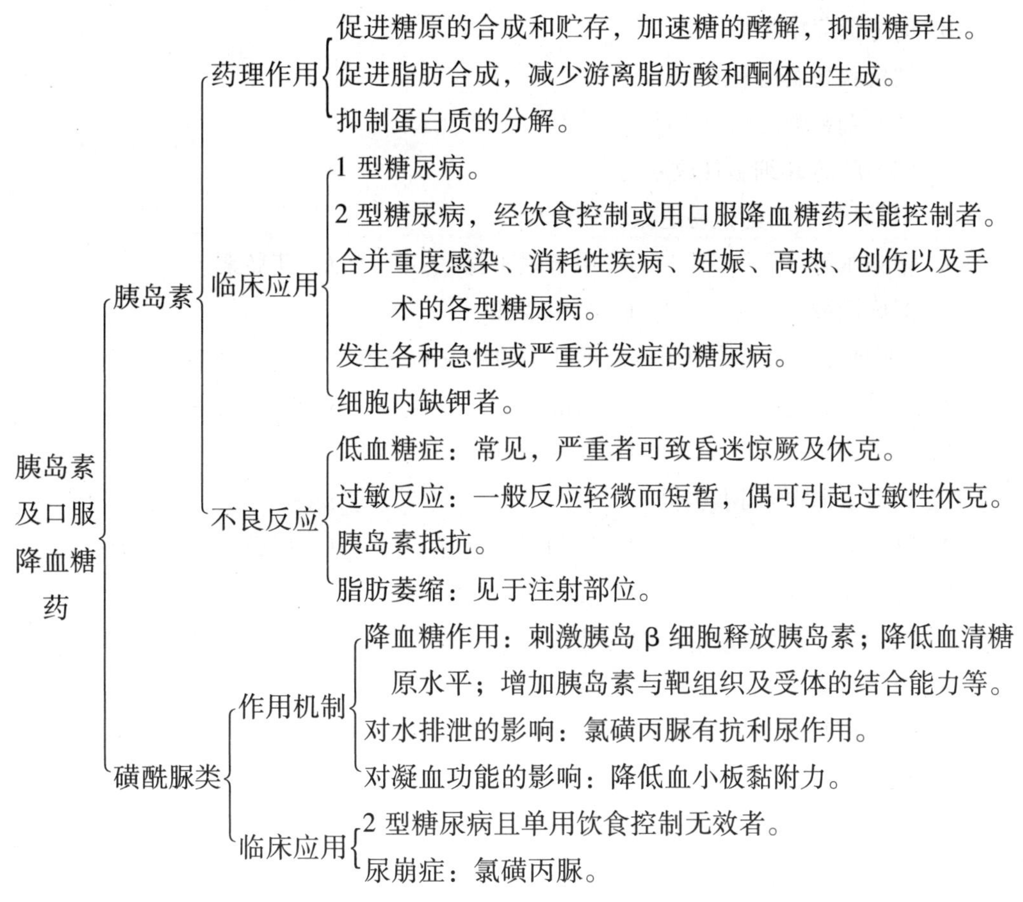

三、复习思考题

（一）填空题

1. 胰岛素对糖代谢的主要作用有：________、________、________、________等。

2. 胰岛素抵抗分为________、________两种类型。

3. 口服降糖药主要包括________、________、________及________等。

4. 双胍类口服降糖药因具有________等严重不良反应，宜严格控制其应用

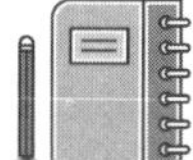

（二）选择题

A_1 型题

1. 胰岛素的常用给药途径是

A. 皮内注射　B. 静脉注射　C. 皮下注射

D. 肌内注射　E. 口服

2. 胰岛素缺乏可以引起

A. 机体不能正常发育　B. 血糖降低　C. 蛋白质合成增加

D. 蛋白质分解降低　E. 血糖利用增加

3. 下列哪一降血糖药可用于治疗尿崩症

A. 格列吡嗪　B. 格列齐特　C. 格列本脲

D. 吸入型胰岛素　E. 氯磺丙脲

4. 格列本脲降血糖的主要作用机制是

A. 增强肌肉组织糖的无氧酵解

B. 促进葡萄糖降解

C. 拮抗胰高血糖素的作用

D. 妨碍葡萄糖的肠道吸收

E. 刺激胰岛 B 细胞释放胰岛素

5. 下列哪种降血糖药较易造成乳酸血症

A. 格列本脲　B. 甲苯磺丁脲　C. 胰岛素

D. 氯磺丙脲　E. 二甲双胍

6. 下列哪种降血糖药禁用于有严重肝病的糖尿病患者

A. 结晶锌胰岛素　B. 胰岛素　C. 阿卡波糖

D. 甲苯磺丁脲　E. 氯磺丙脲

7. 胰岛素的药理作用不包括

A. 降低血糖　B. 抑制脂肪分解　C. 促进蛋白质合成

D. 促进糖原异生　E. 促进 K^+ 进入细胞

8. 关于胰岛素下列叙述不正确的是

A. 口服有效

B. 主要在肝脏灭活

C. 酸性蛋白质

D. 精蛋白锌胰岛素为长效胰岛素

E. 长效胰岛素不能静滴给药

10. 糖尿病酮症酸中毒和糖尿病昏迷患者宜选用

A. 胰岛素　B. 珠蛋白锌胰岛素　C. 低蛋白锌胰岛素

D. 精蛋白锌胰岛素　E. 甲苯磺丁脲

B 型题

（11～15 题备选答案）

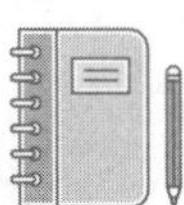

A. 胰岛素　B. 二甲双胍　C. 格列喹酮

D. 葡萄糖、胰岛素　E. 丙米嗪

11. 单用饮食疗法无法控制的肥胖糖尿病患者

12. 1 型糖尿病

13. 酮症酸中毒

14. 肾功能降低的糖尿病患者

15. 高血钾症

（三）问答题

1. 简述磺酰脲类口服降血糖药的药理作用及作用机制。

2. 简述胰岛素增敏剂的药理作用和用途。

四、参考答案

（一）填空题

1. 加速糖的氧化和酵解、增加葡萄糖的转运、促进糖原的合成、抑制糖原的分解和异生

2. 急性型、慢性型

3. 磺酰脲类、双胍类、α 葡萄糖苷酶抑制剂、餐时血糖调节剂

4. 乳酸性酸血症、酮血症

（二）选择题

1. C　2. A　3. E　4. E　5. E　6. E　7. D　8. A　10. A　11. B　12. A　13. A　14. C　15. D

（三）问答题

1.（1）降血糖作用：该类药降低正常人血糖，对胰岛功能尚存的患者有效，而对 1 型或严重糖尿病患者及切除胰腺的动物则无作用。其机制为：①刺激胰岛 B 细胞释放胰岛素；②降低血清糖原水平；③增加胰岛素与靶组织及受体的结合能力等。

扫码“看一看”

（2）对水排泄的影响：格列本脲、氯磺丙脲有抗利尿作用，但不降低肾小球滤过率，这是促进 ADH 分泌和增强其作用的结果，可用于尿崩症。

（3）对凝血功能的影响：能使血小板黏附力减弱，代谢旺盛的血小板数减少，刺激纤溶酶原的合成。此为第三代磺酰脲类的特点。

扫码“练一练”

2. 胰岛素增敏剂的主要药理作用有：①改善胰岛素抵抗、降低高血糖；②改善脂代谢紊乱；③防治 2 型糖尿病血管并发症；④改善胰岛 B 细胞功能。主要用于治疗胰岛素抵抗和 2 型糖尿病。

（金　朗）

第三十二章 性激素类药与避孕药

一、学习目标

1. 熟悉常用雌激素类药、孕激素类药、雄激素类药和同化激素类药的药理作用、临床应用和不良反应。

2. 了解抗雌激素类药的药理作用和临床应用；了解常用避孕药的分类、特点及用法。

二、知识要点

- 性激素类药
  - 雌激素类药
    - 常用药物：雌二醇、炔雌醇、炔雌醚、戊酸雌二醇、己烯雌醇。
    - 药理作用：促进女性性成熟、促进子宫内膜增殖、抑制排卵、影响乳腺发育和乳汁分泌、影响代谢。
    - 临床应用：围绝经期综合征、卵巢功能不全和闭经、功能性子宫出血、绝经后乳腺癌。
  - 雌激素拮抗药
    - 常用药物：氯米芬、他莫昔芬。
    - 药理作用：诱发排卵。
    - 临床应用：不孕症、晚期乳腺癌。
  - 孕激素类药
    - 常用药物：甲羟孕酮、甲地孕酮、炔诺酮。
    - 药理作用：生殖系统、影响代谢、升高体温。
    - 临床应用：功能性子宫出血、痛经和子宫内膜异位症、先兆流产或习惯性流产、子宫内膜腺癌、前列腺肥大和前列腺癌、避孕。
  - 雄激素类药
    - 常用药物：睾酮、甲睾酮。
    - 药理作用：生殖系统作用、同化作用（促蛋白质合成，抑其分解）、刺激骨髓造血、免疫增强作用。
    - 临床应用：睾丸功能不全、围绝经期综合征及功能性子宫出血、晚期乳腺癌及卵巢癌、再生障碍性贫血及其他贫血、增强体质。

- 避孕药分类
  - 主要抑制排卵药。
  - 干扰孕卵着床药。
  - 抗早孕药。
  - 杀精子药。

三、复习思考题

（一）名词解释

同化激素

（二）选择题

A_1型题

1. 雌激素的临床用途不包括
   A. 绝经期综合征　B. 功能性子宫出血　C. 水肿
   D. 避孕　E. 乳房胀痛和退乳
2. 卵巢功能低下可选用
   A. 己烯雌酚　B. 睾酮　C. 甲睾酮
   D. 泼尼松龙　E. 苯丙酸诺龙
3. 黄体酮治疗先兆流产，必须肌内注射的主要理由是
   A. 口服吸收缓慢　B. 口服给药排泄快
   C. 肌内注射吸收迅速　D. 肌内注射能维持较高浓度
   E. 口服后在胃肠及肝迅速破坏
4. 有关孕激素的作用错误的描述是
   A. 可降低子宫对缩宫素的敏感性
   B. 与雌激素一起促使乳腺腺泡发育
   C. 抑制 LH 分泌
   D. 有抗利尿作用
   E. 有抗醛固酮作用
5. 雌激素禁用于
   A. 有出血倾向的子宫肿瘤　B. 绝经后乳腺癌
   C. 前列腺癌　D. 功能性子宫出血
   E. 青春期痤疮
6. 有关雌激素作用的错误描述是
   A. 增加骨骼钙盐沉积
   B. 有水钠潴留作用
   C. 增加肾小管对抗利尿激素的敏感性
   D. 提高血液低密度脂蛋白和胆固醇
   E. 增加子宫平滑肌对缩宫素的敏感性

（三）问答题

1. 治疗功能性子宫出血可用哪种激素，其作用机制是怎样的？
2. 氯米芬的作用机制是什么？有哪些临床应用？

四、参考答案

（一）名词解释

同化激素即同化作用较好，而雄激素样作用较弱的人工合成的睾酮的衍生物

扫码“看一看”

扫码“练一练”

（二）选择题

1. C　2. A　3. E　4. D　5. A　6. D

（三）问答题

1. 治疗功能性子宫出血可用雌激素、孕激素和雄激素 3 种激素治疗。其作用机制分别是：①雌激素可促进子宫内膜增生，修复出血创面；②孕激素可治疗黄体功能不足引起的功能性子宫出血，在月经后期，促进子宫内膜的增生；③雄激素则是利用其抗雌激素作用使子宫平滑肌及其血管收缩，内膜萎缩而止血。

2. 氯米芬为抗雌激素类药，能与雌激素受体结合，发挥竞争性拮抗雌激素作用。它能促进垂体前叶分泌促性腺激素，从而诱发排卵，反馈性抑制。氯米芬临床上用于不孕症和闭经的治疗，可诱发排卵。

（王　雪）

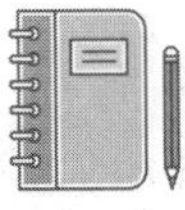

第三十三章　抗菌药概论

一、学习目标

1. 掌握抗菌药物的基本概念。
2. 能解释抗菌药物的作用机制及细菌耐药性的表现。
3. 能说出抗菌药物应用的基本原则。

二、知识要点

- 抗菌药物
  - 基本概念
    - 抗菌药
    - 抗生素
    - 抗菌谱
    - 抗菌活性
    - 最低抑菌浓度（MIC）
    - 最低杀菌浓度（MBC）
    - 化疗指数
    - 抗菌后效应
  - 作用机制
    - 抑制细菌细胞壁合成
    - 影响胞浆膜通透性
    - 抑制蛋白质合成
    - 影响叶酸及核酸代谢
  - 细菌耐药性的产生机制
    - 降低外膜的通透性
    - 产生灭活酶
    - 改变靶位的结构
    - 药物主动外排系统活性增强
    - 改变代谢途径
  - 抗菌药物应用的基本原则
    - 根据致病菌和药物的特点选用抗菌药
    - 抗菌药的预防性应用
    - 抗菌药物的联合应用：发挥协同抗菌作用以提高疗效；扩大抗菌范围；降低药物的毒副反应；延缓或减少细菌耐药性的发生。
    - 防止抗菌药物的不合理应用

三、复习思考题

（一）名词解释

1. 抗菌药物
2. 抑菌药
3. 杀菌药
4. 抗菌谱
5. 化疗药
6. 化学治疗
7. 化疗指数
8. 抗菌活性
9. 抗生素

（二）填空题

1. 抗菌活性一般采用________和________方法测定。
2. 化学治疗是对________、________及________所致疾病的药物治疗。
3. 细菌耐药基因的转移方式有________、________和________。
4. 选择抗菌药需考虑________、________和________三方面因素。

（三）选择题

A_1型题

1. 抗菌药物是
   A. 对病原菌有杀灭作用的药物
   B. 对病原菌有抑制作用的药物
   C. 对病原菌有杀灭或抑制作用的药物
   D. 能用于预防细菌性感染的药物
   E. 能治疗细菌性感染的药物
2. 抗菌谱是
   A. 药物的治疗指数　B. 药物的抗菌范围　C. 药物的抗菌能力
   D. 抗菌药的治疗效果　E. 抗菌药的适应证
3. 下列药物哪种是静止期杀菌药
   A. 氯霉素　B. 青霉素　C. 头孢唑啉
   D. 万古霉素　E. 庆大霉素
4. 下列药物哪种是繁殖期杀菌药
   A. 青霉素　B. 庆大霉素　C. 多黏菌素
   D. 四环素　E. 阿米卡星
5. 化疗指数是指
   A. ED_{95}/LD_5　B. LD_{95}/ED_5　C. LD_{50}/ED_{50}
   D. $LD_{50}=ED_{50}$　E. $ED_5=LD_{95}$
6. 有关化疗指数（CI）的描述中错误的是
   A. CI 反映药物的安全性

B. LD_{50}/ED_{50}反映 CI

C. CI 大说明药物临床应用更安全

D. CI 是衡量药物安全性的有效指标

E. CI 也可用 LD_5/ED_{95}表示

7. 下列哪类药物是快效抑菌药

A. 青霉素类　B. 四环素类　C. 氨基糖苷类

D. 多黏菌素类　E. 磺胺类

8. 下列哪类药物是慢效抑菌药

A. β 内酰胺类　B. 四环素类　C. 磺胺类

D. 大环内酯类　E. 氨基糖苷类

9. 繁殖期杀菌药与静止期杀菌药合用的效果是

A. 无关　B. 相加　C. 相减

D. 增强　E. 拮抗

10. 繁殖期杀菌药与快效抑菌药合用的效果是

A. 无关　B. 相加　C. 相减

D. 增强　E. 拮抗

B 型题

（11～14 题备选答案）

A. 抗菌药物的抗菌范围

B. 药物抑制或杀灭病原菌的能力

C. 对病原菌和其他病原性微生物，寄生虫及癌细胞所致疾病的药物治疗

D. 动物半数致死量与病原体感染动物半数有效量之比

E. 反复应用某一药物，细菌对药物的敏感性下降甚至消失

11. 抗菌活性

12. 抗菌谱

13. 化学疗法

14. 耐药性

（15～18 题备选答案）

A. 影响胞浆膜通透性

B. 与核蛋白体 50 s 亚基结合，抑制肽酰基转移酶的活性

C. 与核蛋白体 50 s 亚基结合，抑制移位酶的活性

D. 与核蛋白体 30 s 亚基结合，抑制蛋白质的合成

E. 特异性地抑制依赖于 DNA 的 RNA 多聚酶的活性

15. 利福平的抗菌作用机制

16. 氯霉素的抗菌作用机制

17. 四环素的抗菌作用机制

18. 红霉素的抗菌作用机制

（四）简答题

2. 简述细菌耐药性的几种表现。

四、参考答案

(一) 名词解释

1. 对病原菌具有抑制和杀灭作用，用于防治细菌性感染疾病的药物。

2. 仅能抑制病原菌生长繁殖而无杀灭作用的药物。

3. 不仅能抑制病原菌的生长繁殖，而且具有杀灭作用的药物。

4. 抗菌药物的抗菌范围。

5. 主要指防治感染性疾病、抗寄生虫病和抗恶性肿瘤的药物。

6. 对病原菌和其他病原性微生物、寄生虫及癌细胞所致疾病的药物治疗统称为化学疗法。

7. 即药物对动物的半数致死量（LD_{50}）与病原体感染动物的半数有效量（ED_{50}）之比，化疗指数越大，表明该药物的治疗效果越大，安全性越大。

8. 抗菌药物抑制或杀灭病原菌的能力，一般采用体外和体内两种方法来测定。

9. 指某些微生物在代谢过程中产生的具有抑制或杀灭其他微生物作用的化学物质。

(二) 填空题

1. 体内、体外

2. 病原微生物、寄生虫、恶性肿瘤细胞

扫码“看一看”

3. 接合、转导、转化

4. 病原菌、药物、病人

(三) 选择题

1. C 2. B 3. E 4. A 5. C 6. C 7. B 8. C 9. D 10. E 11. B 12. A 13. C 14. E 15. E 16. B 17. D 18. C

(四) 问答题

扫码“练一练”

1. 抗菌药包括人工合成抗菌药（如环丙沙星）和抗生素。抗生素包括天然抗生素（如青霉素 G）和人工半合成抗生素（如头孢氨苄）两类。

2. ①降低外膜的通透性；②产生灭活酶；③改变靶位的结构；④药物主动外排系统活性增强；⑤改变代谢途径。

（李　超）

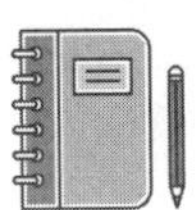

第三十四章　抗生素

一、学习目标

1. 掌握β－内酰胺类抗生素的抗菌作用机制；氨基糖苷类抗生素的共同特性；大环内酯类抗生素的分类及其作用，抗菌作用机制、临床应用及主要不良反应；四环素类药物的分类、抗菌作用机制、临床应用及不良反应。

2. 能解释耐酶青霉素和广谱青霉素的作用特点和临床应用；链霉素、庆大霉素的抗菌特点、作用机制、临床应用及不良反应；林可霉素及万古霉素的抗菌作用、临床应用及不良反应。

3. 能说出细菌对β－内酰胺类抗生素产生耐药性的机制；青霉素G的抗菌谱、抗菌机制及过敏性休克的防治措施；第一、二、三、四代头孢菌素各自的特点和临床应用。

二、知识要点

- **β－内酰胺类**
  - 作用机制
    - 抑制细胞壁的合成，使菌体膨胀、裂解而死亡。
    - 同时可触发细菌的自溶酶活性，促进细菌破裂溶解。
  - 分类
    - 青霉素
      - 其他类：耐酶青霉素、广谱青霉素等。
      - 天然青霉素G
        - 特点：高效低毒、抗菌作用强、抗菌谱窄、不耐酸和酶。
        - 临床应用：敏感的革兰阳性球菌与杆菌、革兰阴性球菌和螺旋体感染为首选。
        - 不良反应：主要过敏反应。
    - 头孢菌素：抗菌谱广、杀菌力强、对β－内酰胺酶较稳定及过敏反应少。
    - 非典型β－内酰胺类抗生素：碳青霉烯类、头孢霉素类、氧头孢烯类、单环β－内酰胺类。
- **氨基糖苷类**
  - 作用机制：抑制细菌蛋白质合成及破坏细菌胞浆膜的完整性而抗菌。
  - 抗菌谱：对革兰阴性杆菌作用强，对革兰阳性菌作用弱。
  - 不良反应：耳毒性包括前庭神经和耳蜗听神经损伤；肾毒性；神经肌肉麻痹；过敏反应：链霉素可引起过敏性休克。
- **大环内酯类**
  - 作用机制：与细菌核糖体50 s亚基结合，选择性抑制细菌蛋白质合成。
  - 分类
    - 克拉霉素、阿奇霉素。
    - 红霉素
      - 临床应用：治疗耐青霉素的金黄色葡萄球菌感染和对青霉素过敏者、敏感菌所致的各种感染、厌氧菌引起的口腔感染和肺炎支原体和衣原体等非典型病原体所致的呼吸系统、泌尿生殖系统感染。
      - 不良反应：主要为胃肠道反应

林可霉素类
- 作用机制：与大环内酯类相同，对厌氧菌有强大的抗菌作用。
- 临床应用：主要用于厌氧菌、产气荚膜梭菌、放线杆菌等引起的口腔、腹腔和妇科感染。对金黄色葡萄球菌引起的骨髓炎为首选药。

四环素类
- 作用机制：阻碍细菌蛋白质的合成；改变细菌细胞膜通透性。
- 临床应用：作为治疗立克次体感染、支原体感染、衣原体感染和某些螺旋体感染的首选药。
- 不良反应：胃肠道刺激、二重感染、影响骨骼和牙齿的生长、过敏反应、光敏反应和前庭反应。

三、复习思考题

（一）名词解释

二重感染

（二）填空题

1. β 内酰胺类抗生素化学结构中均具有________，是与________结合而产生杀菌作用的靶位，也是________灭活抗生素的靶点。

2. 青霉素必须临用前配制是为了防止________和________。

3. 头孢菌素类的优点是具有抗菌谱________，抗菌作用________，对 β 内酰胺酶________，与青霉素仅有________过敏反应。

4. 对氨基糖苷类抗生素产生耐药性主要是由于________、________和________。

5. 氨基糖苷类抗生素对各种________菌有高度抗菌活性，对厌氧菌和肠球菌________。

6. 氨基糖苷类抗生素治疗全身性感染必须采用________或________给药，因口服________。

7. 氨基糖苷类抗生素的毒性反应有________、________、________和________。

8. 万古霉素抗菌谱窄，仅对________等有强大杀菌作用且不产生耐药，但由于________、________和________等严重不良反应，故仅用于严重的感染。

9. 四环素与细菌核糖体________的 A 位特异性结合，阻止________进入 A 位，从而阻碍肽链的延长和细菌蛋白质合成。

10. 四环素与新形成的骨骼和牙齿中沉积的________结合，对骨骼和牙齿的生长发育产生不良影响。

（三）是非题

1. 青霉素最严重的不良反应是过敏性休克。
2. 某肺炎球菌肺炎患者因青霉素皮肤过敏试验阳性，故换用氨苄西林。
3. 氨基糖苷类抗生素口服难吸收，主要以原形由肾排泄。
4. 庆大霉素应避免与高效能利尿药呋塞米合用。
5. 氨基糖苷类抗生素的共同毒性反应包括耳毒性、肝毒性和肾毒性。
6. 红霉素、罗红霉素、克拉霉素、克林霉素都属于大环内酯类抗生素。
7. 肾功能不良的感染患者可正常应用青霉素和庆大霉素。
8. 产酶金黄色葡萄球菌感染可选用耐酶半合成青霉素羧苄西林。

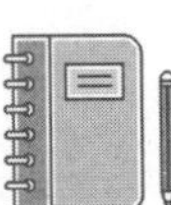

9. 庆大霉素、红霉素、四环素和氯霉素都是通过抑制菌体蛋白质合成而产生抑菌作用。
10. 注射用红霉素在5%葡萄糖溶液中可形成沉淀，应使用生理盐水溶解。

（四）选择题

1. 青霉素的抗菌作用机制是
   A. 与细菌胞浆膜结合，破坏胞浆膜结构
   B. 破坏细胞壁使水分内渗
   C. 抑制 DNA 多聚酶，影响 DNA 的合成
   D. 与转肽酶结合，阻止细胞壁黏肽合成
   E. 抑制菌体蛋白的合成
2. 关于青霉素类药的描述，哪项是正确的
   A. 青霉素类药的抗菌谱相同
   B. 各种青霉素类药物均可口服
   C. 广谱青霉素完全可以取代青霉素 G
   D. 青霉素只对繁殖期细菌有杀灭作用
   E. 青霉素对繁殖期和静止期细菌均有杀灭作用
3. 青霉素类药的共性是
   A. 耐酸、口服有效
   B. 耐 β-内酰胺酶
   C. 抗菌谱广
   D. 主要应用于革兰阳性菌感染
   E. 可能发生过敏性休克，并有交叉过敏反应
4. 具有一定肾毒性的 β-内酰胺类抗生素是
   A. 青霉素 G　B. 耐酶青霉素类　C. 半合成广谱青霉素类
   D. 第一代头孢菌素类　E. 第三代头孢菌素类
5. 青霉素最常见和最应警惕的不良反应是
   A. 过敏反应　B. 恶心、呕吐　C. 听力减退
   D. 二重感染　E. 肝、肾损害
6. 青霉素所致的速发型过敏反应应立即选用
   A. 肾上腺素　B. 糖皮质激素　C. 青霉素酶
   D. 苯海拉明　E. 苯巴比妥
7. 青霉素最适于治疗下列哪种细菌感染
   A. 溶血性链球菌　B. 肺炎克雷伯杆菌　C. 铜绿假单胞菌
   D. 变形杆菌　E. 鼠疫杆菌
8. 下列哪项不是氨基糖苷类抗生素的共同特点
   A. 由氨基糖分子和非糖部分的苷元结合而成
   B. 水溶性好、性质稳定
   C. 对革兰阳性菌具有高度抗菌活性
   D. 对革兰阴性需氧杆菌具有高度抗菌活性
   E. 与核蛋白体30s亚基结合，是抑制蛋白质合成的杀菌剂

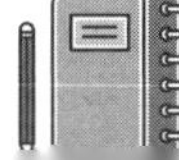

9. 链霉素临床应用较少是由于
A. 口服不易吸收 B. 对肾毒性大
C. 抗菌作用较弱 D. 耐药菌株较多且毒性较大
E. 对革兰阳性菌无效
10. 耳毒性、肾毒性最严重的氨基糖苷类药物是
A. 卡那霉素 B. 庆大霉素 C. 西索米星
D. 奈替米星 E. 新霉素
11. 氨基糖苷类抗生素注射吸收后
A. 主要分布于细胞内液 B. 主要分布于细胞外液 C. 主要分布于红细胞内
D. 主要分布于脑脊液 E. 平均分布于细胞内液和细胞外液
12. 下列哪种药物与呋塞米合用可增加耳毒性
A. 头孢菌素类 B. 氨基糖苷类 C. 四环素类
D. 氯霉素 E. 红霉素
13. 与氨基苷类抗生素合用能增加肾脏损害的药物是
A. 羧苄西林 B. 氯霉素 C. 麦迪霉素
D. 林可霉素 E. 头孢噻吩
14. 氨基苷类抗生素中，对听力和肾脏毒性最小的是
A. 庆大霉素 B. 卡那霉素 C. 新霉素
D. 阿米卡星 E. 链霉素
15. 大环内酯类对下述哪类细菌无效
A. 革兰阳性菌 B. 革兰阴性球菌 C. 大肠杆菌、变形杆菌
D. 军团菌 E. 衣原体和支原体
16. 不属于大环内酯类的药物是
A. 红霉素 B. 林可霉素 C. 克拉霉素
D. 阿奇霉素 E. 罗红霉素
17. 金黄色葡萄球菌引起的急慢性骨髓炎最好选用
A. 阿莫西林 B. 红霉素 C. 头孢曲松
D. 克林霉素 E. 克拉霉素
18. 林可霉素类可能发生的最严重的不良反应是
A. 过敏性休克 B. 肾功能损害 C. 永久性耳聋
D. 胆汁淤积性黄疸 E. 假膜性肠炎
19. 红霉素、克林霉素合用可
A. 扩大抗菌谱
B. 由于竞争结合部位产生拮抗作用
C. 增强抗菌活性
D. 降低毒性
E. 增加毒性

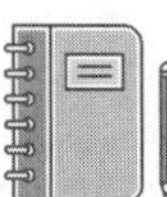

20. 易渗入骨组织中治疗骨髓炎有效药物是
A. 红霉素 B. 白霉素 C. 克林霉素

D. 阿奇霉素　　E. 罗红霉素

21. 克林霉素可引起下列哪种不良反应

A. 胆汁阻塞性肝炎　　B. 听力降低　　C. 假膜性肠炎

D. 肝功能严重损害　　E. 肾功能严重损害

22. 下列不属于影响细菌细胞壁合成的抗生素是

A. 青霉素类　　B. 头孢菌素类　　C. 万古霉素

D. 林可霉素　　E. 杆菌肽

23. 大环内酯类抗生素抗菌作用机制是

A. 影响细菌细胞壁的合成

B. 改变胞浆膜的通透性

C. 抑制依赖于 DNA 的 RNA 多聚酶

D. 抑制 70 s 始动复合物的形成

E. 与核蛋白体 50 s 亚基结合，抑制 mRNA 移位，阻滞肽链延长

24. 四环素的抗菌谱中不包括

A. 金黄色葡萄球菌　　B. 真菌　　C. 大肠埃希菌

D. 立克次体　　E. 支原体

25. 大剂量可损伤肝功能的药物是

A. 青霉素　　B. 庆大霉素　　C. 四环素

D. 头孢曲松　　E. 氧氟沙星

26. 四环素类的不良反应中不包括

A. 二重感染　　B. 胃肠道反应　　C. 肝肾毒性

D. 内分泌紊乱　　E. 过敏反应

27. 应用氯霉素时要注意定期检查

A. 血象　　B. 肾功能　　C. 肝功能

D. 尿常规　　E. 是否出现肝、脾肿大

28. 早产儿、新生儿应避免使用

A. 氯霉素　　B. 红霉素　　C. 链霉素

D. 青霉素　　E. 环丙沙星

B 型题

（29 ~ 32 题备选答案）

A. 青霉素 G　　B. 氨苄西林　　C. 羧苄西林

D. 双氯西林　　E. 苄星青霉素

29. 对铜绿假单胞菌有效的药物是

30. 伤寒、副伤寒选用

31. 梅毒、钩端螺旋体的首选药

32. 耐药金黄色葡萄球菌感染选用

（33 ~ 36 题备选答案）

A. 链霉素　　B. 新霉素　　C. 大观霉素

D. 阿米卡星　　E. 卡那霉素

33. 对铜绿假单胞菌作用良好的药物是
34. 临床常用于治疗结核病的药物是
35. 因其毒性大，禁止静注给药的是
36. 临床仅用于无并发症的淋病治疗的是

（37 ~40 题备选答案）

A. 万古霉素　　B. 林可霉素　　C. 多黏菌素
D. 红霉素　　E. 吉他霉素

37. 可引起肝损伤，胆汁淤积性黄疸的是
38. 属于多肽类，仅对革兰阳性菌有效的是
39. 对革兰阳性菌、革兰阴性球菌、真菌无效的是
40. 对革兰阴性菌无效，可用于厌氧菌感染的是

（41 ~44 题备选答案）

A. 伤寒、副伤寒　　B. 斑疹伤寒　　C. 鼠疫、兔热病
D. 军团菌病　　E. 钩端螺旋体病

41. 链霉素用于
42. 青霉素 G 用于
43. 氯霉素用于
44. 四环素用于

（五）简答题

1. 青霉素 G 有哪些主要的优点和缺点？
2. β-内酰胺类抗生素抗菌的作用机制？
3. 青霉素与半合成青霉素的异同点？
4. 简述氨基苷类抗生素的共同特点？
5. 试述氨基苷类和青霉素类抗生素合用的优点、注意事项及药理依据？
6. 红霉素临床首选应用于哪些感染性疾病？
7. 大环内酯类包括哪些抗生素？抗菌机制？
8. 试述影响四环素吸收的因素？
9. 简述广谱抗生素引起二重感染的原因及表现？

四、参考答案

（一）名词解释

长期应用广谱抗生素时，口腔、咽喉部和胃肠道的敏感菌被药物抑制，不敏感菌乘机大量繁殖生长，由原来的劣势菌群变为优势菌群，造成新的感染，称作二重感染或菌群交替症。

（二）填空题

1. β 内酰胺环、青霉素结合蛋白、β 内酰胺酶
2. 效价降低、诱发过敏
3. 广、强、稳定、部分交叉

4. 细菌产生修饰氨基糖苷类的钝化酶、细菌细胞膜通透性的改变、药物作用靶位的

修饰

5. 需氧革兰阴性杆菌、不敏感

6. 肌注及静脉滴注、不易吸收

7. 耳毒性、肾毒性、神经肌肉阻断作用、过敏反应

8. 革兰阳性菌、静注反应、耳毒性、肾毒性

9. 30 s 亚基、氨酰 tRNA

10. 钙离子

（三）是非题

1. √　2. ×　3. √　4. √　5. ×　6. ×　7. ×　8. ×　9. ×　10. ×

（四）选择题

1. D　2. D　3. E　4. D　5. A　6. A　7. A　8. C　9. D　10. E　11. B　12. B　13. E　14. E　15. C　16. B　17. D　18. E　19. B　20. C　21. C　22. D　23. E　24. B　25. C　26. D　27. A　28. A　29. C　30. B　31. A　32. D　33. D　34. A　35. B　36. C　37. D　38. A　39. C　40. B　41. C　42. E　43. A　44. B

（五）问答题

1. 优点：对革兰阳性菌作用强，抗菌作用强、毒性低、价便宜。缺点：抗菌谱窄、不耐酸、不耐酶、发生过敏性休克率较高。

2. ①β 内酰胺类抗生素的抗菌作用机制主要是作用于细菌胞浆膜上的青霉素结合蛋白（PBPS），抑制细胞壁黏肽合成酶的活性，从而阻碍细胞壁黏肽的合成，导致细胞壁缺损，使菌体失去渗透屏障，膨胀、裂解而死亡；②触发细菌的自溶酶活性，促进细菌破裂溶解而产生杀菌作用。

3. 药动学方面，脑膜炎时脑脊液中均可达有效浓度，与丙磺舒合用可延长半衰期。半合成青霉素部分耐酸，口服吸收良好。抗菌作用，对革兰阳性菌均有效，半合成的青霉素类耐酶，对耐药金黄色葡萄球菌有效，氨苄西林等对革兰阴性杆菌有效，羧苄西林等对铜绿假单胞菌有效。毒性低，均可产生过敏反应，且有完全交叉过敏反应。

4. ①化学结构相似，由氨基糖分子与非糖部分的苷元组成，呈碱性，常用其硫酸盐，易溶于水，性质稳定；②抗菌谱相似，对革兰阴性菌有强大抗菌活性，在碱性环境中作用增强。对革兰阳性菌作用弱；③抗菌作用机制相似，通过抑制细菌蛋白质合成及破坏细菌胞浆膜的完整性发挥抗菌作用。氨基糖苷类抗生素可作用于蛋白质合成的各个阶段，即起始阶段、延长阶段和终止阶段；④氨基糖苷类抗生素的不良反应相似，主要为耳毒性、肾毒性、神经肌肉麻痹、过敏反应；⑤氨基糖苷类抗生素的体内过程相似，口服很难吸收；药物在体内主要分布于细胞外液；药物主要以原形经肾小球滤过排出体外；⑥易产生抗药性，各药之间有完全或单向交叉抗药性。

5. 优点：产生协同作用，增强抗菌活性。注意事项：不宜在同一注射器内给药，因 β 内酰胺环可使氨基糖苷类失活。药理依据：青霉素抑制细菌细胞壁合成，使氨基糖苷类易于进入菌体细胞而发挥较强的抗菌作用。

6. 红霉素临床常用于治疗耐青霉素的金黄色葡萄球菌感染和对青霉素过敏者，还用于上述敏感菌所致的各种感染，也能用于厌氧菌引起的口腔感染和肺炎支原体、肺炎衣原体、解脲脲原体等非典型病原体所致的呼吸系统、泌尿生殖系统感染

扫码“看一看”

扫码“练一练”

7. 大环内酯类抗生素主要包括红霉素、克拉霉素和阿奇霉素等。抗菌机制主要是抑制细菌蛋白质合成，与细菌核糖体 50 s 亚基结合，选择性抑制细菌蛋白质合成。

8. ①食物显著减少四环素吸收；②碱性药、H_2受体阻断药或抗酸药降低药物的溶解度，减少四环素吸收；酸性药物如维生素 C 可促进四环素吸收；③食物中的 Fe^{2+}、Ca^{2+}、Mg^{2+}、Al^{3+}等金属离子可与药物络合而影响吸收。

9. ①原因：正常人口腔、咽喉部、胃肠道存在完整的微生态系统。长期应用广谱抗生素时，敏感菌被抑制，不敏感菌乘机大量繁殖并由原来的劣势菌群变为优势菌群，造成新的感染，称作二重感染或菌群交替症。婴儿、老年人、体弱者、合用糖皮质激素或抗肿瘤药的病人，使用广谱抗生素时易发生；②表现：多由白假丝酵母菌引起的真菌感染，临床表现为鹅口疮、肠炎。还可见对四环素耐药的难辨梭菌引起的假膜性肠炎，表现为剧烈的腹泻、发热、肠壁坏死、体液渗出甚至休克死亡。

（李　超）

第三十五章　人工合成抗菌药

一、学习目标

1. 掌握喹诺酮类抗菌药的分类、主要代表药及抗菌作用机制、临床应用及不良反应。
2. 能解释甲氧苄啶与磺胺类的协同抗菌作用机制及临床应用。
3. 能说出磺胺类抗菌药的分类、抗菌谱、抗菌作用机制和不良反应及甲硝唑的特点。

二、知识要点

- 喹诺酮类
  - 分类
    - 第 1 代：萘啶酸。
    - 第 2 代：吡哌酸。
    - 第 3 代：氟喹诺酮类如环丙沙星、氧氟沙星等。
    - 第 4 代：莫西沙星。
  - 广谱杀菌药，对大多数革兰阳性菌和革兰阴性菌（含铜绿假单胞菌）有良好抗菌活性，对结核分枝杆菌、军团菌、支原体及衣原体也有杀灭作用。
  - 作用机制：阻碍或干扰细菌 DNA 复制而达到杀菌作用。
  - 临床应用
    - 泌尿生殖道感染。
    - 呼吸系统感染。
    - 肠道感染与伤寒。
    - 流行性脑脊髓膜炎鼻咽部带菌（脑膜炎奈瑟菌）病人的根治。
  - 不良反应
    - 胃肠道反应：常见恶心、腹泻等症状。
    - 中枢神经系统毒性。
    - 光敏反应：用药期间避免日照。
    - 软骨损害。
- 磺胺类
  - 广谱抑菌药。对大多数革兰阳性菌和革兰阴性菌有良好的抗菌活性；对沙眼衣原体、疟原虫、卡氏肺孢子虫和弓形虫滋养体有抑制作用；对支原体、立克次体、螺旋体无效。
  - 作用机制：阻止细菌二氢叶酸的合成，抑制细菌生长繁殖。
  - 不良反应
    - 泌尿系统损害：应定期检查尿液。
    - 过敏反应：可见药热、皮疹，偶见剥脱性皮炎。
    - 血液系统反应：长期使用抑制骨髓造血功能。
    - 神经系统反应。
    - 胃肠道反应、肝损害、新生儿或早产儿黄疸。

甲氧苄啶
- 作用机制：抑制二氢叶酸还原酶，发挥抑菌或杀菌作用。
- 临床应用
  - 泌尿道感染。
  - 肺炎链球菌、流感嗜血杆菌及大肠埃希菌引起的上呼吸道感染。
  - 霍乱、伤寒。
  - 志贺菌属引起的肠道感染。
  - 卡氏肺孢子虫引起的肺炎。

三、复习思考题

（一）填空题

1. 能用于流行性脑脊髓膜炎（流脑）的磺胺药是________，其药理学基础是________；能用于泌尿系感染的磺胺是________，其药理学基础是________。

2. 磺胺类药物主要从肾脏以原形药、乙酰化代谢产物、葡萄糖醛酸结合物三种形式排泄，其中乙酰化物在________尿中溶解度高，在________尿液中易结晶析出。

（二）选择题

A_1 型题

1. 新生儿使用磺胺类药物易出现脑核黄疸，是因为药物
   A. 减少胆红素的排泄
   B. 与胆红素竞争血浆蛋白结合部位
   C. 降低血－脑屏障功能
   D. 促进新生儿红细胞溶解
   E. 抑制肝药酶

2. TMP 的抗菌作用机制是抑制
   A. 二氢叶酸还原酶　B. 过氧化物酶
   C. 二氢蝶酸合酶　D. DNA 回旋酶
   E. β 内酰胺酶

3. 喹诺酮类药物中对裸鼠皮肤具有光致癌作用的是
   A. 氧氟沙星　B. 环丙沙星　C. 洛美沙星
   D. 诺氟沙星　E. 左氧氟沙星

4. TMP 与磺胺甲噁唑联合用药的机制是
   A. 增加吸收　B. 促进分布
   C. 减慢药物的消除　D. 发挥协同抗菌作用
   E. 以上都不是

5. 喹诺酮类药物对革兰阴性菌的抗菌作用机制为
   A. 抑制 β 内酰胺酶　B. 抑制细菌 DNA 回旋酶
   C. 抑制二氢叶酸合成酶　D. 抑制细菌细胞壁的合成
   E. 增加细菌胞浆膜的通透性

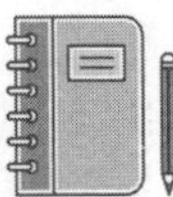

6. 抗菌谱广，但是单独应用易使细菌产生耐药性，一般无法单独应用的药物是
   A. 甲氧苄啶　B. 氧氟沙星　C. 环丙沙星
   D. 磺胺嘧啶　E. 甲硝唑

B 型题

（7～10 题备选答案）

A. SD + 链霉素　　B. SD + 青霉素 G　　C. SMZ + TMP

D. 磺胺多辛 + 乙胺嘧啶　E. 磺胺多辛 + TMP

7. 治疗耐氯喹的恶性疟
8. 治疗流行性脑脊髓膜炎
9. 治疗呼吸系统、泌尿系统感染
10. 治疗鼠疫

（三）问答题

1. 简述 SMZ 与 TMP 配伍的药理学依据？
2. 磺胺类药物对泌尿系统损害的原因、临床表现和预防措施？

四、参考答案

（一）填空题

1. 磺胺嘧啶、易通过血 - 脑屏障、磺胺异噁唑、尿中浓度极高
2. 碱性、酸性

（二）选择题

1. B　2. A　3. C　4. D　5. B　6. A　7. D　8. B　9. C　10. A

（三）问答题

1. ①SMZ 抑制二氢蝶酸合酶，而 TMP 抑制二氢叶酸还原酶，两者合用从两个不同环节共同抑制细菌二氢叶酸的合成，产生协同抑菌甚至杀菌作用。②二者的主要药代学参数相近，易于掌握两药合用的最佳剂量配比。③SMZ 和 TMP 合用时抗菌活性增加数倍至数十倍，抗菌谱扩大，并可减少细菌耐药性的产生。

扫码“看一看”

2. ①磺胺药主要在肝脏代谢为无活性的乙酰化物，也可与葡萄糖醛酸结合。主要从肾脏以原形药、乙酰化物、葡萄糖醛酸结合物三种形式排泄。磺胺药及其乙酰化物在碱性尿液中溶解度高，在酸性尿液中易结晶析出，乙酰化物的溶解度低于原形药物。②磺胺药及其乙酰化物在肾脏形成结晶后，引起尿道刺激和阻塞，病人出现结晶尿、血尿、管型尿、尿痛和尿闭等症状，造成肾损害。③服用 SD 或 SMZ 时，应同服等量碳酸氢钠碱化尿液，以增加磺胺及乙酰化物的溶解度。同时应适当增加饮水量，保持尿量每日不少于 1500 ml，降低尿中药物浓度。

扫码“练一练”

（李　超）

第三十六章　抗结核病药

一、学习目标

1. 掌握一线抗结核药的抗菌机制、体内过程、临床应用和不良反应。
2. 能解释二线抗结核药的抗菌机制、临床应用和不良反应。

二、知识要点

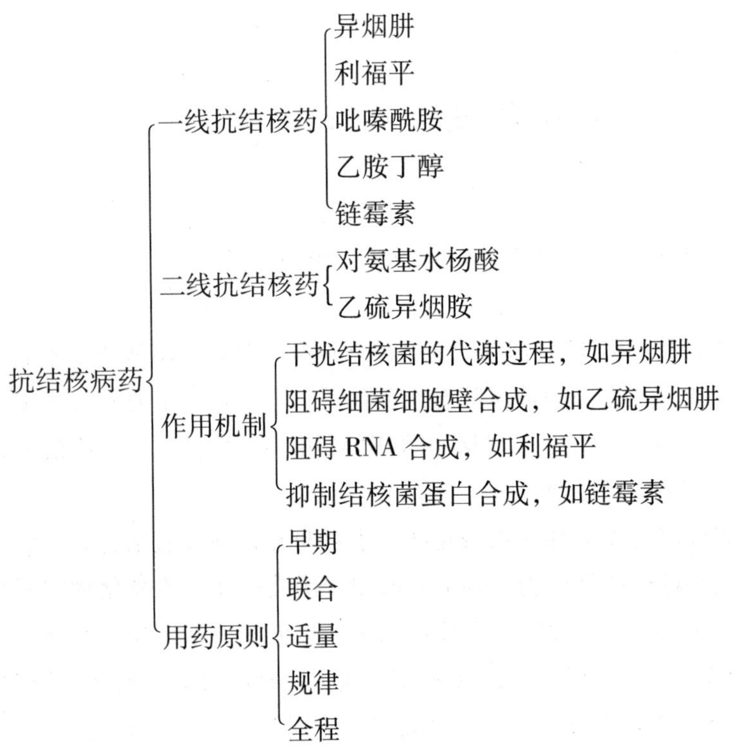

三、复习思考题

（一）填空题

1. 异烟肼在肝内乙酰化速度有明显的________和________差异。因此可分为________和________两种。

2. 乙胺丁醇对________结核杆菌有较强的抑制作用。

3. 利福平的抗菌机制是________。其常见不良反应为________、________、________和________。

4. 能使眼、尿、唾液及痰呈现橘红色的药物是________。

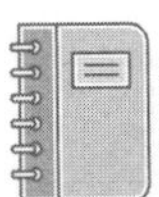

5. 一线抗结核药有________、________、________、________、________。

6. 抗结核病药临床应用的五项原则是________、________、________、________和

________。

（二）选择题

A_1 型题

1. 各种类型结核病的首选药是
   A. 利福平　　B. 异烟肼　　C. 链霉素
   D. 吡嗪酰胺　　E. 乙胺丁醇
2. 利福平抗结核的特点
   A. 选择性好　　B. 抗菌力弱　　C. 穿透性好
   D. 耐药菌少　　E. 毒性反应大
3. 一线抗结核药不包括
   A. 利福平　　B. 异烟肼　　C. 吡嗪酰胺
   D. 链霉素　　E. 乙硫异烟胺
4. 异烟肼不具备的优点是
   A. 疗效高
   B. 穿透力强
   C. 易透入细胞内，作用于被吞噬的结核杆菌
   D. 无肝毒性
   E. 口服吸收快而完全
5. 一男性结核性腹膜炎患者，在抗结核治疗中，出现失眠、神经错乱，产生这种不良反应的药物可能是
   A. 利福平　　B. 异烟肼　　C. 乙胺丁醇
   D. 吡嗪酰胺　　E. 对氨基水杨酸
6. 一女性糖尿病患者合并肺浸润性结核，以甲苯磺丁脲控制糖尿病，以利福平、链霉素控制结核病，在服用 2 个月后，发现糖尿病加重，而且出现肝功能损害，其原因是
   A. 患者感染了肝炎　　B. 链霉素损害了肾　　C. 甲苯磺丁脲有毒性
   D. 利福平诱导肝药酶　　E. 以上都不是
7. 下列哪种药物既可用于活动性肺结核治疗，又可用于预防
   A. 乙胺丁醇　　B. 利福平　　C. 异烟肼
   D. 链霉素　　E. 对氨基水杨酸

B 型题

（8 ~ 11 题备选答案）

A. 利福平　　B. 乙胺丁醇　　C. 异烟肼
D. 链霉素　　E. 对氨基水杨酸

8. 用药期间可引起眼泪、尿、粪、痰等成橘红色的药物是
9. 容易引起球后视神经炎的抗结核病药物是
10. 胃肠反应明显的抗结核病药物是
11. 容易引起周围神经炎的抗结核病药物是

（三）简答题

1. 简述抗结核病药的用药原则？
2. 联合应用抗结核病药的目的？

四、参考答案

（一）填空题

扫码“看一看”

1. 人种、个体、快代谢型、慢代谢型
2. 繁殖期
3. 阻碍 RNA 合成、肝脏毒性、消化道反应、神经系统症状、过敏反应
4. 利福平
5. 异烟肼、利福平、吡嗪酰胺、乙胺丁醇、链霉素
6. 早期、联合、长期、足量、坚持规律用药

（二）选择题

扫码“练一练”

1. B　2. C　3. E　4. D　5. B　6. D　7. C　8. A　9. B　10. E　11. C

（三）简答题

1. 用药原则早期用药、联合用药、长期用药、足量用药、坚持规律用药。
2. 联合用药可增强疗效、降低毒性、延缓抗药性的产生。

（李　超）

第三十七章　抗真菌药和抗病毒药

一、学习目标

1. 能解释两性霉素 B、克霉唑、酮康唑、氟康唑等抗真菌药的药理作用、临床应用及不良反应。利巴韦林、金刚烷胺、阿昔洛韦、干扰素等常用抗病毒药的药理作用、临床应用及不良反应。

2. 能说出其他抗真菌药和抗病毒的药理作用及临床应用。

二、知识要点

- 抗真菌药
  - 两性霉素 B
    - 广谱抗真菌药。对多种深部真菌有强大的抑制作用，高浓度杀菌。
    - 作用机制：与真菌细胞膜的麦角固醇结合，在膜上形成孔道，增加通透性。
    - 应用：主要用于治疗全身深部真菌感染。
    - 不良反应：可出现肾损害、肝损害及血液系统、神经系统毒性。
  - 酮康唑
    - 口服吸收好、分布广，对新型隐球菌、白色念珠菌等深部感染有效。
    - 对浅表真菌感染也有效。
    - 不易透入脑脊液，对真菌性脑膜炎无效。
  - 特比萘芬
    - 抗菌机制：抑制细胞膜麦角固醇的合成。
    - 抗菌谱：对各种浅部真菌如毛癣菌属、小孢子癣菌属、表皮癣菌属均有明显的抗菌活性，对酵母菌、假丝酵母菌也有抑菌效应。
    - 应用：口服或外用可治疗由皮肤癣菌引起的甲癣、体癣、股癣、手癣、足癣，效果较好。
  - 氟胞嘧啶
    - 作用机制：在体内转化为 5-FU，抑制真菌 DNA 合成而不抑制哺乳动物细胞合成核酸，故不良反应少。
    - 抗菌作用：抗菌谱较两性霉素 B 窄而弱，对隐球菌属、念珠菌属和球拟酵母菌具有较高抗菌活生。单用易产生耐药。
    - 临床应用：主要与两性霉素 B 合用治疗深部真菌感染，可产生协同作用。

- 抗病毒药
  - 阿昔洛韦
    - 抗 DNA 病毒药物（抗非反转录病毒），对单纯疱疹病毒（HSV）作用强，对乙肝病毒也有一定作用。
    - 口服或静脉注射治疗（HSV）致各种感染（首选药）。局部应用治疗疱疹性角膜炎、单纯疱疹和带状疱疹。
  - 奥司他韦
    - 即达菲，低浓度即有效抑制病毒颗粒释放，阻抑甲型或乙型流感病毒的传播，用于治疗流行性感冒。
    - 对本药过敏者禁用，孕妇及哺乳妇女不推荐使用。
  - 齐多夫定
    - 抗 RNA 病毒药（抗反转录病毒）。
    - 用于治疗艾滋病及重症艾滋病相关症候群。
  - 干扰素
    - 广谱抗病毒作用，通过诱导机体组织细胞产生抗病毒蛋白酶而抑制病毒的复制。
    - 用于治疗慢性病毒性肝炎（乙、丙、丁型）；也可用于尖锐湿疣、生殖器疱疹及 HIV 患者的卡波济肉瘤。

三、复习思考题

A_1 型题

1. 对浅表癣菌感染和深部念珠菌感染均有效的广谱抗真菌药是
   A. 灰黄霉素　B. 酮康唑　C. 两性霉素 B
   D. 制霉菌素　E. 氟胞嘧啶
2. 对 DNA 和 RNA 病毒感染均有效的广谱抗真菌药是
   A. 碘苷　B. 金刚烷胺　C. 阿昔洛韦
   D. 利巴韦林　E. 阿糖腺苷
3. 仅对浅表真菌感染有效的药物是
   A. 灰黄霉素　B. 酮康唑　C. 两性霉素 B
   D. 制霉菌素　E. 氟胞嘧啶
4. 兼有抗震颤麻痹作用的抗病毒药是
   A. 碘苷　B. 金刚烷胺　C. 阿昔洛韦
   D. 利巴韦林　E. 阿糖腺苷
5. 金刚烷胺能特异性地抑制下列哪种病毒感染
   A. 甲型流感病毒　B. 乙型流感病毒　C. 麻疹病毒
   D. 单纯疱疹病毒　E. 腮腺炎病毒
6. 不良反应最轻的咪唑类抗真菌药是
   A. 克霉唑　B. 甲硝唑　C. 咪康唑
   D. 酮康唑　E. 氟康唑
7. 目前口服抗真菌作用最强的药物是
   A. 灰黄霉素　B. 酮康唑　C. 两性霉素 B
   D. 克霉唑　E. 氟康唑
8. 通过抑制胸苷酸合成酶，使 DNA 合成受阻的抗病毒药是

A. 碘苷　　B. 金刚烷胺　　C. 阿昔洛韦
D. 利巴韦林　　E. 阿糖腺苷

9. 在下列药物中，抗疱疹病毒作用最强的是
A. 碘苷　　B. 金刚烷胺　　C. 阿昔洛韦
D. 利巴韦林　　E. 阿糖腺苷

10. 无抗真菌作用的咪唑类药物是
A. 克霉唑　　B. 甲硝唑　　C. 咪康唑
D. 酮康唑　　E. 氟康唑

11. 男，60 岁，因糖尿病合并皮肤感染，长期服用四环素、磺胺药，后咽部出现白色薄膜，不曾注意，近来消化不良，腹泻就诊，怀疑为“白色念珠菌病”，宜用
A 灰黄霉素　　B. 制霉菌素　　C. 两性霉素 B
D. 阿昔洛韦　　E. 利巴韦林

12. 男，40 岁，双脚趾间痒，经常起水泡，脱皮多年，细菌学检查有癣菌，病人不宜用
A. 酮康唑　　B. 咪康唑　　C. 两性霉素 B
D. 氟康唑　　E. 灰黄霉素

B 型题

（13～16 题备选答案）
A. 制霉菌素　　B. 碘苷　　C. 灰黄霉素
D. 金刚烷胺　　E. 甲硝唑

13. 对急性上皮型疱疹性角膜炎最好的药物是
14. 口服易吸收，在体内不被代谢的抗病毒药是
15. 主要用于皮肤癣菌感染的药物是
16. 口服用于防治消化道念珠菌病的药物是

C 型题

（17～20 题备选答案）
A. 氟胞嘧啶　　B. 阿糖腺苷　　C. 两者均是
D. 两者均否

17. 对病毒感染有效的药物是
18. 对真菌感染有效的药物是
19. 常见不良反应为胃肠道反应的药物是
20. 可用于治疗皮肤癣菌的药物是

扫码“看一看”

四、参考答案

1 B　2. D　3. A　4. B　5. A　6. E　7. E　8. A　9. C　10. B　11. B　12. C　13. B　14. D　15. C　16. A　17. B　18. A　19. C　20. D

扫码“练一练”

（李　超）

第三十八章　抗寄生虫药

一、学习目标

1. 掌握抗疟药的分类以及常见抗疟药的药理作用及临床应用。
2. 能解释常见抗阿米巴病药及抗滴虫药的药理作用及临床应用。
3. 能说出抗蠕虫药的作用机制及抗虫谱。

二、知识要点

- 抗寄生虫药
  - 抗疟药
    - 用于控制症状的抗疟药：氯喹、青蒿素
    - 用于控制复发和传播的抗疟药：伯氨喹
    - 用于预防的抗疟药：乙胺嘧啶
  - 抗阿米巴药
    - 用于治疗肠内阿米巴病药：卤化喹啉类
    - 用于治疗肠外阿米巴病药：氯喹
    - 用于治疗肠内、外阿米巴病药：甲硝唑
  - 抗滴虫药：甲硝唑
  - 抗血吸虫病药：吡喹酮
  - 抗丝虫病药：乙胺嗪
  - 抗肠蠕虫药：阿苯达唑、甲苯达唑

三、复习思考题

（一）填空题

1. 氯喹的药理作用包括________、________和________。
2. 青蒿素可以透过________，对凶险的脑型疟疾有良好的抢救效果。
3. 阿苯达唑是广谱抗肠蠕虫药，对________、________、________、________、________均有效。

（二）选择题

A_1型题

1. 关于抗疟药下列说法正确的是
   A. 奎宁可以根治良性疟疾
   B. 青蒿素治疗疟疾最大缺点是复发率高
   C. 乙胺嘧啶不能作为抗疟药的病因性预防
   D. 伯氨喹可以作为抗疟药的病因性预防
   E. 氯喹对阿米巴肝脓肿无效

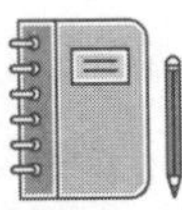

2. 能阻止疟原虫在蚊体内的孢子增殖，起控制疟疾传播的药物是

A. 青蒿素　　B. 乙胺嘧啶　　C. 青蒿琥酯
D. 伯氨喹　　E. 咯萘啶

3. 对疟原虫红细胞内期滋养体有效的药物可作为
A. 病因性预防　　B. 控制疟疾复发　　C. 控制疟疾传播
D. 控制疟疾症状　　E. 减轻耐药性

4. 能杀灭继发性红细胞外期裂殖子的药物可作为
A. 病因性预防　　B. 控制疟疾复发　　C. 根治恶性疟
D. 控制疟疾症状　　E. 减轻耐药性

5. 耐氯喹的恶性脑型疟患者宜选用
A. 奎宁　　B. 伯氨喹　　C. 磺胺多辛
D. 甲氟喹　　E. 乙胺嘧啶

B 型题

（6 ~ 9 题备选答案）
A. 氯喹　　B. 奎宁　　C. 伯氨喹
D. 乙胺嘧啶　　E. 甲氟喹

6. 疗效高，生效快，主要用于控制症状的抗疟药是
7. 根治间日疟和控制疟疾传播最有效的药物是
8. 可引起巨幼红细胞性贫血的药物是
9. 主要不良反应是金鸡纳反应的抗疟药是

（三）问答题

简述甲硝唑的临床应用及不良反应。

四、参考答案

（一）填空题

1. 抗疟作用、抗肠道外阿米巴作用、免疫抑制作用
2. 血 - 脑屏障
3. 钩虫、鞭虫、蛔虫、蛲虫、绦虫

（二）选择题

1. B　2. B　3. D　4. B　5. A　6. A　7. C　8. D　9. B

（三）问答题

甲硝唑的临床应用：①抗阿米巴作用；②抗滴虫作用；③抗厌氧菌作用；④抗贾第鞭毛虫作用。甲硝唑的不良反应：①常见的有头痛、口腔金属味、恶心、呕吐等消化道症状，极少数可出现神经系统症状；②干扰乙醛代谢，服药期间饮酒易可导致急性乙醛中毒；③长期使用有致畸和致突变作用。

（李　超）

扫码“看一看”

扫码“练一练”

第三十九章　抗恶性肿瘤药

一、学习目标

1. 能解释抗恶性肿瘤药的作用环节和药物分类、不良反应。
2. 能说出常用抗恶性肿瘤药的作用特点及临床应用。

二、知识要点

- 抗恶性肿瘤药
  - 分类
    - 干扰核酸生物合成药：甲氨蝶呤、氟尿嘧啶、巯嘌呤、阿糖胞苷。
    - 破坏DNA结构与功能药：环磷酰胺、顺铂、丝裂霉素、阿霉素。
    - 干扰转录过程和阻止RNA合成药：多柔比星、柔红霉素。
    - 干扰蛋白质合成药：长春碱、长春新碱、三尖杉酯碱。
    - 改变机体激素平衡药：糖皮质激素、雌激素、雄激素、他莫昔芬。
  - 不良反应：①骨髓抑制；②胃肠反应；③毛囊损害；④肾损害及膀胱毒性；⑤肺损害；⑥心肌损害；⑦肝损害；⑧神经毒性及耳毒性；⑨免疫抑制；⑩致突变、致畸及致癌。
  - 常用药物的应用和主要不良反应
    - 甲氨蝶呤：用于儿童急性白血病和绒毛膜上皮癌；常见胃肠反应和骨髓抑制。
    - 氟尿嘧啶：用于消化系统肿瘤和乳腺癌；消化道和骨髓毒性较强。
    - 阿糖胞苷：用于成人急性粒细胞白血病或单核细胞白血病；骨髓毒性较强。
    - 环磷酰胺：对恶性淋巴瘤、急性淋巴细胞白血病疗效好；常见骨髓抑制、出血性膀胱炎。
    - 顺铂：用于睾丸癌、卵巢癌；肾毒性严重。
    - 丝裂霉素：用于胃癌、肺癌；骨髓抑制明显。
    - 多柔比星：用于急性白血病、恶性淋巴瘤及多种实体瘤；主要为骨髓抑制、胃肠反应和心脏毒性。
    - 长春碱：用于急性白血病；骨髓抑制和神经毒性。
    - 糖皮质激素：对急性淋巴细胞白血病和恶性淋巴瘤疗效较好；易引起感染和肿瘤扩散。
    - 雌激素：用于前列腺癌、绝经期乳腺癌。
    - 雄激素：对晚期乳腺癌尤其骨转移者疗效较好。
    - 他莫昔芬：用于晚期乳腺癌和卵巢癌。
  - 临床用药原则：①考虑细胞增殖周期；②抗肿瘤药的作用机制；③抗肿瘤药的抗瘤谱；④抗肿瘤药的毒性；⑤给药方法。

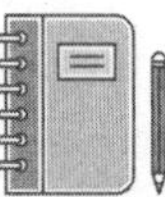

三、复习思考题

选择题

A_1型题

1. 甲氨蝶呤抗肿瘤的主要机制是
   A. 抑制二氢叶酸合成酶　B. 抑制二氢叶酸还原酶
   C. 阻碍肿瘤细胞的嘌呤合成代谢　D. 干扰肿瘤细胞的 RNA 转录
   E. 抑制细胞的蛋白质合成
2. 可导致出血性膀胱炎的烷化剂是
   A. 氮芥　B. 环磷酰胺　C. 噻替哌
   D. 白消安　E. 顺铂
3. 下列不属于抗代谢药的是
   A. 环磷酰胺　B. 氟尿嘧啶　C. 阿糖胞苷
   D. 甲氨蝶呤　E. 巯嘌呤
4. 作用于 S 期的细胞周期特异性药物的是
   A. 氮芥　B. 雄激素　C. 甲氨蝶呤
   D. 长春碱　E. 糖皮质激素
5. 治疗儿童急性白血病的抗叶酸药是
   A. 环磷酰胺　B. 甲氨蝶呤　C. 氮芥
   D. 氟尿嘧啶　E. 长春新碱
6. 骨髓抑制作用较轻的抗癌抗生素是
   A. 丝裂霉素　B. 放线菌素 D　C. 多柔比星
   D. 博来霉素　E. 柔红霉素

B 型题

（7 ~ 10 题备选答案）
   A. 氟尿嘧啶　B. 博来霉素　C. 洛莫司汀
   D. 羟基脲　E. 环磷酰胺

7. 胃肠道腺癌宜选用
8. 鳞状上皮细胞癌可用
9. 软组织肉瘤可选用
10. 黑色素瘤常选用

扫码“看一看”

四、参考答案

选择题

1. B　2. B　3. A　4. C　5. B　6. I　7. A　8. B　9. E　10. D

扫码“练一练”

（李　超）

附　录

常用实验动物生理常数值

	狗	猫	家兔	豚鼠	大鼠	小鼠
寿命（y）	10～20	8～10	6～9	4～8	2～2.5	1.5～2
成年体重（kg）	5～15	2～4	1.5～3	0.3～0.6	0.2～0.4	0.02～0.03
性成熟期（月）	6～8	7～8	5～6	5～8	2～4	1.5～2.5
生殖期限（y）	6	4	4	3～8	1.5	1
孕期（d）	58～63	55～68	30～35	60～72	21～25	8～22
产仔数（只）	2～8	3～6	1～10	1～6	1～12	1～18
哺乳期（d）	30～60	28～60	30～50	20～30	20～30	15～30
体温（℃）	38.5	39	38.5～39.5	39～40	37～42.5	37.4
呼吸（次/分）	20～30	25～50	55～90	100～150	100～150	136～216
心率（次/分）	100～180	120～180	150～220	180～250	250～400	400～600
血压（kpa）	19.86/13.33	15.13/9.33	14.66/10.66	10.26/6.27	17.20/12.13	15.06/10.80
血量（体重%）	7.4～9.0	4.6～9.0	5.4～7.2	5.8	7.6	6.2
血沉（mm/h）	2.0	4.0	1～3	1.5	3	
血红蛋白（g/L）	110～180	70～155	80～150	110～165	120～175	100～190
红细胞（$\times 10^{12}$/L）	4.5～7.0	6.5～9.5	4.5～7.0	4.5～7.0	7.2～9.6	7.7～12.5
血小板（$\times 10^{9}$/L）	100～600	100～500	380～520	525～600	500～1000	500～1000
白细胞（$\times 10^{9}$/L）	8～18	9～24	6～13	7～18	5～25	4～12
白细胞分类（%）						
嗜中性	62～80	44～82	36～52	22～50	9～34	12～44
嗜酸性	2～14	2～11	0.5～3.5	2～12	0～6	0～5
嗜碱性	0～2	0～0.5	2～7	0～2	0～1.5	0～1
淋巴	10～28	15～44	30～52	37～64	65～84	54～85
单核	3～9	0.5～7	4～12	3～13	0～5	0～15

参考文献

1. 王梅，回景芳．药理学实验与学习指导［M］．北京：中国医药科技出版社，2011.
2. 王开贞，李卫平．药理学［M］.8 版．北京：人民卫生出版社，2018.
3. 秦红兵，姚伟．护用药理学［M］.4 版．北京：人民卫生出版社，2018.
4. 罗跃娥，樊一桥．药理学［M］.3 版．北京：人民卫生出版社，2018.
5. 曹华，黄丹丹．实用药理学实验实训教程［M］．上海：上海交通大学出版社，2010.
6. 秦红兵，姚伟．药理学实验及学习指导［M］．北京：人民卫生出版社，2014.
7. 肖顺贞，杨丽珠．护理药理学学习指导［M］.4 版．北京：北京大学医学出版社，2014.
8. 程能能．药理学学习指导与习题集［M］.2 版．北京：人民卫生出版社，2011.